Vijay Kumar
Neeraj Sharma
Vikrant Thakur

Endodontia cirúrgica

Vijay Kumar
Neeraj Sharma
Vikrant Thakur

Endodontia cirúrgica

ScienciaScripts

Imprint

Cover image: www.ingimage.com

This book is a translation from the original published under ISBN 978-620-7-64949-5.

Publisher:
Sciencia Scripts
is a trademark of
Dodo Books Indian Ocean Ltd. and OmniScriptum S.R.L publishing group

120 High Road, East Finchley, London, N2 9ED, United Kingdom
Str. Armeneasca 28/1, office 1, Chisinau MD-2012, Republic of Moldova, Europe
Printed at: see last page
ISBN: 978-620-7-67055-0

Índice

INTRODUÇÃO

De acordo com o sentido mais estrito e a definição da palavra "cirurgia", a maioria dos tratamentos endodônticos se enquadra na categoria de procedimento cirúrgico, uma vez que envolve a remoção de tecidos, como polpa vital, detritos necróticos ou dentina. O termo cirurgia deriva da palavra grega 'Cheir' (mão) 'Ergon' (trabalhar), e da palavra latina 'Chirurgia' "tratamento de doença, lesão ou deformidade por operações manuais ou instrumentais, como a remoção de partes doentes do tecido por corte". O termo "Cirurgia Endodôntica" engloba os procedimentos cirúrgicos efectuados para remover os agentes causadores de doenças radiculares e perirradiculares e para restaurar a saúde funcional destes tecidos.[1]

A cirurgia apical é o procedimento cirúrgico endodôntico padrão para manter um dente com uma lesão periapical significativa que não pode ser tratada com o retratamento endodôntico convencional. Quando qualquer tratamento endodôntico não cirúrgico ou convencional falha, a cirurgia apical ou apicoectomia é o procedimento mais utilizado como retratamento.2 A lesão cariosa com patologia periapical é tratada com terapia endodôntica. A abertura do acesso, a preparação bio-mecânica seguida de obturação e restauração são passos da terapia endodôntica ou tratamento do canal radicular.[3] A doença periapical pós-tratamento (DPP) é definida como o aparecimento ou a persistência de patologia periapical após a conclusão de um tratamento endodôntico. De acordo com a literatura, o insucesso endodôntico ocorre em média em 38% dos casos, exigindo uma intervenção endodôntica secundária. Nesta situação, existem duas alternativas terapêuticas: O retratamento ortógrado ou a microcirurgia endodôntica (ME) - indicada como alternativa cirúrgica quando o retratamento falha ou não pode ser realizado.[4] Nos últimos anos, a taxa de sucesso da cirurgia endodôntica aumentou de 44,2-53,5% para 90,5-91,1%, com o avanço da tomografia computadorizada de feixe cônico (TCFC) e dos instrumentos e materiais cirúrgicos.[5] A cirurgia endodôntica tem sido frequentemente vista como um tratamento de último recurso. Historicamente, a técnica tem sido falha devido a limitações com instrumentos e materiais, além de desafios no acesso e visualização. A cirurgia tem sido considerada brutal e, mais importante ainda, tem sido associada a maus resultados. As técnicas modernas ultrapassam estes obstáculos e este facto é confirmado pelos dados cada vez mais elevados das taxas de sucesso.[6] O objetivo do tratamento endodôntico é eliminar os microorganismos do sistema de canais radiculares e criar uma barreira eficaz. O tratamento endodôntico pode ter de ser renovado em casos de insucesso; no entanto, quando o tratamento não cirúrgico é inadequado, a cirurgia apical (CA) é a única opção.[7] As técnicas de tratamento endodôntico cirúrgico estão em constante evolução e a utilização rotineira de ampliação e de instrumentos de apoio a uma abordagem microcirúrgica tornou-se aceite como o padrão de excelência.[8]

O objetivo biológico do tratamento endodôntico é prevenir ou resolver a periodontite apical através de uma assepsia controlada ou através da descontaminação do sistema de canais radiculares, de modo a criar um ambiente no qual a cicatrização perirradicular possa ocorrer. No entanto, se o tratamento não cirúrgico dos canais radiculares não for possível ou se a doença ou os sintomas persistirem após o tratamento dos canais radiculares, pode ser necessária uma cirurgia endodôntica para

para salvar um dente.[9]

O objetivo da Endodontia Cirúrgica é conseguir a limpeza tridimensional, a modelação e a obturação da porção apical do sistema de canais radiculares que não é tratável através de uma cavidade de acesso, mas apenas acessível através de um retalho cirúrgico. Por este motivo, é preferível utilizar o termo Endodontia Cirúrgica em vez de Cirurgia Endodôntica, na medida em que o procedimento deve ser planeado e realizado como um procedimento endodôntico através de acesso cirúrgico e não como um procedimento cirúrgico realizado por razões endodônticas.[10]

REFERÊNCIAS

1) Mustafa M. Perspetiva histórica da endodontia cirúrgica. Adv Dent & Oral Health. 2016; 3(5): 555603.

2) Avinash S, Agrawal E, Mushtaq I, Bhandari A, Khan F, Thangmawizuali. Apicoectomia: Uma elucidação para um contratempo. J Dent Specialities 2019;7(1):28-32

3) Jadun S, Monaghan L, Darcey J. Microcirurgia endodôntica, Parte dois: armamentário e técnica. Br Dent J. 2019 Jul;227(2):101-111.

4) Ankita Agrawal, Sarita Singh, Kumar Abhinav. Avaliação Retrospetiva da Apicectomia Realizada numa População Conhecida: Um estudo de base institucional. Int J Med Res Prof. 2019 Jul; 5(4):198-200.

5) Peng L, Zhao J, Wang ZH, Sun YC, Liang YH. Precisão da ressecção da extremidade da raiz utilizando um guia digital em cirurgia endodôntica: Um estudo *in vitro*. J Dent Sci. 2021 Jan;16(1):45-50.

6) Monaghan L, Jadun S, Darcey J. Microcirurgia endodôntica. Parte um: diagnóstico, seleção de pacientes e prognóstico. Br Dent J. 2019 Jun;226(12):940- 948.

7) Torul D, Kurt S, Kamberoglu K. Falhas na cirurgia apical: Extração ou nova cirurgia? Relato de cinco casos. J Dent Res Dent Clin Dent Prospects. 2018 primavera;12(2):116-119.

8) Causey C, Ban J, Ramkumar D, Foo MK. Endodontia cirúrgica: as directrizes estão a ser seguidas? Um inquérito piloto. Br Dent J. 2018 Mar;224(3):157-162.

9) Chong BS, Rhodes JS. Cirurgia endodôntica. Br Dent J. 2014 Mar;216(6):281- 90.

10) Emre iriboz, Burcin Arican Ozturk, Bilge Tarçin. Avanços e novas abordagens em cirurgia endodôntica - uma revisão. Paripex - Indian J Res. 2015 abril; 4(4): 4-10.

HISTÓRIA

A ciência da endodontia cirúrgica tem a sua origem há 1500 anos, quando o primeiro procedimento endodôntico cirúrgico registado de incisão e drenagem de um abcesso agudo foi realizado por Aécio, um médico dentista grego. Desde então, a endodontia cirúrgica tem sido desenvolvida e aperfeiçoada em resultado das valiosas contribuições de muitos pioneiros da medicina dentária, incluindo Abulcasis, Fauchard, Hullihan, Martin, Partisch e Black.[1]

Abulcasis, no século XI, efectuou uma reimplantação intencional: embora utilizada, as ramificações deste procedimento escapavam ao praticante, tais como o estado da polpa dentária e o elevado potencial de reabsorção radicular.[2]

Fauchard, no ano de 1746, forneceu relatos pormenorizados de reimplantação, citando múltiplas situações clínicas. O conceito de reabsorção ainda escapava ao clínico. Esta questão nem sequer era referida como reabsorção, mas sim absorção, o que foi pormenorizado por Tomes em 1859. Abordou a absorção de dentes lesionados por doenças ou traumatismos.[3]

Hullihen, no ano de 1845, descreveu a trepanação cirúrgica através do tecido mole, osso e para dentro da câmara pulpar para aliviar uma polpa congestionada: "Operação de Hullihen". A execução deste procedimento também foi sugerida como sendo atribuída aos egípcios. Existem também provas de que culturas antigas do hemisfério ocidental efectuavam esta técnica.[4]

Martin C, no ano de 1881, foi reivindicado por vários autores como sendo o inventor da ressecção da extremidade da raiz para gerir os tractos sinusais de drenagem; no entanto, faltam provas da documentação de Martin para este procedimento.[5]

Black GV, no ano de 1886, recomendou a amputação do ápice da raiz de qualquer dente no caso de um abcesso há muito negligenciado. O procedimento foi considerado de fácil execução com o uso de uma broca de fissura e a ser considerado sinceramente quando se trata de um dente que vale a pena salvar.[6]

A Partsch C, durante o período de 1896-1899, é atribuído o desenvolvimento metódico da "Wurzelspitzenresection" (ressecção da extremidade da raiz), primeiro sob anestesia com clorofórmio e, mais tarde, com anestesia com cocaína; é atribuído o empacotamento da cavidade cirúrgica com gaze de iodofórmio (operação Partsch I) e a reaproximação dos tecidos com sutura (operação Partsch II).[7-9]

O Dr. Louis I. Grossman, decano da endodontia na América, contribuiu significativamente para a ciência da endodontia e dividiu os 200 anos entre 1776 e 1976 em quatro períodos, cada um com cinquenta anos de duração. Esta história bicentenária da endodontia cirúrgica no contexto da medicina dentária geral é aqui apresentada.

Primeiro período: 1776-1826

O primeiro livro de cirurgia oral foi publicado em 1776, por Jourdain.

Cauterização da polpa: Os princípios da cauterização e o uso do cautério foram propostos e praticados por Robert Woffendale em 1783.

Diagnóstico e tratamento de abcessos: Josiah Flagg de Boston, o primeiro nativo americano a praticar exclusivamente a medicina dentária como profissão, aliviou a dor de um dente com abcesso criando uma abertura no dente, que conduziu à cavidade pulpar.

- Os folhetos de John Baker de 1776 indicam um reconhecimento precoce dos dentes com abcessos.

- Em 1801, Richard Cortland descreveu um dente com abcesso como: "O pus, sendo um fluido, e estando preso no alvéolo do maxilar inferior, tem de sair e sairá. Não pode ascender à superfície ou ao bordo da gengiva; tem, portanto, de tomar outra direção e, sem assistência profissional precoce, penetra nos alvéolos, na gengiva e nos tegumentos da face, de onde flui um ichor aquoso que se mantém até que a causa seja removida".

O tratamento de um dente com abcesso durante este período era efectuado através da aplicação de calor na boca para fazer com que o abcesso se dissipasse, a pressão fosse aliviada e a dor parasse.

Transplante e reimplantação de dentes: Joseph Fox recomendou vivamente o transplante de dentes com uma única raiz no seu livro "The Natural History of the Human Teeth", publicado em 1778.

- James Gardelte, em 1850, propôs a reimplantação intencional de dentes, pela primeira vez na história da medicina dentária.

Segundo período: 1826-1876

Introdução da barragem de borracha: A barragem de borracha foi introduzida por Sanford C. Barnum, de Nova Iorque, em 1864.

Anestésicos

- Em 1800, Sir Humphry Davy utilizou o óxido nitroso para eliminar a dor durante uma cirurgia.

- Em 1846, William T.G. Morton utilizou o éter sulfúrico como anestésico.

- Em 1847, James Y. Simpson, um médico escocês, anunciou a descoberta do clorofórmio.

- A primeira injeção hipodérmica com uma seringa foi realizada pelo Dr. Francis Rynd. No entanto, uma seringa sem um anestésico adequado para a injeção era inútil, pelo que, em 1844, Carl Koller, de Viena, descobriu o efeito anestésico da cocaína.

Tratamento do abcesso alveolar

- Harris, em 1839, propôs a utilização de uma "lanceta ou faca de ponta afiada para evacuar o pus de um tumor das gengivas.

- Em 1874, Adolph Witzel, descreveu uma operação de mumificação da polpa.

- Simon P. Hullihan descreveu uma operação de entrada na câmara pulpar, através do colo do dente, para drenar um abcesso periapical. Este procedimento foi designado por "operação de Hullihan".

- Em 1850, W.H. Atkinson sugeriu a utilização de ácido sulfúrico para queimar a fístula.

Terceiro período: 1876-1926

Radiografia de diagnóstico

- Os raios X foram descobertos por W.K. Roentgen em 1895 e a sua utilização em endodontia foi proposta pela primeira vez por Otto Walkhoff, que tirou radiografias dos seus próprios dentes.

- Em 1896, Otto Walkhoff e Fritz Giesel criaram o primeiro laboratório de roentgenologia dentária do mundo.

Teoria da infeção focal

- Essa teoria foi promulgada por William Hunter em 1910. Foi um "golpe duro" para a ciência da cirurgia endodôntica, pois levou à extração em massa de dentes envolvidos na polpa, o que foi encorajado pela profissão médica como tratamento de várias doenças, mas foi um revés para a endodontia.

Advento da assepsia

- Em 1876, Robert Koch propôs os seus postulados. Nove anos mais tarde, Lister introduziu a cirurgia anti-séptica, utilizando uma solução fraca de fenol sobre as feridas.

- Os conceitos de assepsia foram introduzidos na década de 1890.

Anestésicos locais

- William S. Halsted, de Nova Iorque, administrou a primeira injeção de bloqueio mandibular com uma solução de cocaína.

- A utilização da procaína como anestésico local foi descrita pela primeira vez em 1906.

- Em meados da década de 1920, a anestesia intra-pulpar estava a ser vulgarmente utilizada para induzir a anestesia da polpa exposta, utilizando uma seringa de cozimento.

Ressecção da extremidade da raiz

- Claude Martin foi o pai e o inventor da ressecção da extremidade da raiz em 1881. Descreveu a utilização desta técnica para tratar dentes com tractos sinusais drenantes.

- A ressecção da extremidade da raiz foi recomendada em 1884, quando Farrar tratou os abcessos alveolares passando uma broca através da gengiva e do osso e atingindo as extremidades da raiz, que foram então ressecadas em conformidade.

- G.V. Black recomendou a amputação do ápice da raiz de qualquer dente no caso de abcessos há muito negligenciados em 1886.

- A verdadeira ressecção da extremidade da raiz é frequentemente identificada com a odontologia pré-colombiana praticada no Equador por Saville, que descobriu um crânio com um dente implantado e que dava todas as indicações de ressecção da porção apical da raiz.

- Em meados do século XVIII, as obturações radiculares colocadas após a ressecção eram geralmente de cera, chumbo ou ouro.

- Um relatório sobre a ressecção da extremidade da raiz com preenchimento imediato do canal radicular e gestão do preenchimento apical foi fornecido por Brophy em 1880.

- Mais tarde, em 1892, Ottolengui apresentou uma técnica sucinta para a obturação imediata do canal radicular seguida da ressecção do ápice radicular.

- Entre 1893 e 1900, na Alemanha, Carl Partisch propôs a "Wurzelspitzenresection", ou seja, a ressecção da extremidade da raiz sob "Chloroformnarkose", ou seja, sob clorofórmio. Para o efeito, utilizou uma incisão vertical com a técnica de embalamento com iodofórmio.

Ressecção da raiz

- A remoção completa da raiz ou ressecção da raiz foi realizada pela primeira vez por Magitot em 1867.

- Mais tarde, em 1893, White e Younger reconheceram a necessidade de remover as raízes na sua totalidade que estavam afectadas pela "pyorrhea alveolaris".

Sofisticação da endodontia cirúrgica

- Em 1908, Beal contribuiu para o desenvolvimento da cirurgia endodôntica em França, publicando vários artigos e técnicas sobre a "ressecção do ápice radicular".
- Em 1915, Neumann concentrou-se na cirurgia dos molares inferiores.
- Otto Hofer, em 1935, fez uma revisão exaustiva dos desenhos de retalhos cirúrgicos para fins de cirurgia endodôntica e Partisch I propôs o manejo de tecidos moles e técnicas para o manejo de cistos.
- A primeira indicação para a utilização da amálgama como material de obturação da extremidade radicular foi fornecida por Ross nesta época, quando descreveu a técnica de Castenfeldt para o tratamento da dentina exposta.

Quarto período: 1926-1976

- Este período foi marcado pelo renascimento do tratamento endodôntico devido aos desenvolvimentos e melhorias nas radiografias, anestésicos, novos agentes, armamentário, procedimentos e investigação.
- Durante esta época, a atenção ao armamento cirúrgico estava no seu auge, com a introdução da bandolete de Killian, que era utilizada para a ressecção da extremidade da raiz, juntamente com o escudo cirúrgico, sugerido por Witzel em conjunto com a bandolete.
- Berger, Ruggier, Moorhead, Kay e Posner defendiam os retalhos semilunares como modus operandi, começando a surgir os retalhos triangulares.
- Além disso, a utilização de um martelo e de um cinzel para a ressecção da extremidade da raiz foi substituída pela utilização de brocas.

- Em 1924, Blayney e Wach publicaram um artigo sobre um estudo que realizaram para provar que a deposição de novo cemento e a cicatrização periodontal eram possíveis na superfície da dentina ressecada.

- Em 1935, o Dr. Fernando Garcia, pela primeira vez, propôs a utilização do óxido de zinco eugenol como material de obturação do alvéolo radicular.

- Entre 1941 e 1950, Cyrus Jones, de Nova Iorque, recomendou o preenchimento do canal radicular numa visita, seguido de curetagem cirúrgica. Também utilizava clorofórmio no ápice para amolecer e dissolver o excesso de guta-percha, criando uma união perfeita.

- Além disso, durante este período, foi dada mais atenção à curetagem cirúrgica e à erradicação total do tecido mole que envolve a raiz.

- Em 1959, Omnell publicou um relato de caso identificando a presença de um precipitado eletrolítico de carbonato de zinco adjacente a uma obturação radicular de amálgama. Foi considerado inflamatório devido à reabsorção do osso adjacente.

- Sommer e Eklof defenderam a utilização da colocação do cone de prata invertido se o acesso ao canal radicular não pudesse ser obtido através do canal.

- Mais tarde, em 1958, Messing introduziu a pistola Messing-gun, que é utilizada por rotina para a colocação de amálgama na extremidade da raiz.

- Em 1943, foi formada a Associação Americana de Endodontistas. O ano de 1950 assistiu ao desenvolvimento da microcirurgia e os microscópios ópticos digitais foram inventados na década de 1960.

- No final da década de 1960, desenvolveu-se uma atitude mais conservadora em relação à cirurgia apical, quando Bhaskar chamou a atenção para o facto de os quistos periapicais estarem presentes em mais de 40% dos casos, uma incidência muito mais elevada do que a relatada anteriormente.

- Durante a década de 1970, a evolução da endodontia cirúrgica deve ser creditada aos profissionais europeus, que detalharam os desenhos dos retalhos cirúrgicos e o manejo das extremidades radiculares ressecadas.

- Na segunda metade do século XX, a razão e a racionalidade foram trazidas para a endodontia cirúrgica com o extenso tratado sobre endodontia cirúrgica de Jorgen Rud, Jens Andreasen e JE Moller-Jensen. Os seus estudos fomentaram a utilização de materiais de obturação alternativos para as extremidades radiculares que favoreciam a regeneração dos tecidos.

- Mais tarde, o agregado de trióxido mineral (MTA) foi descoberto e utilizado por Mahmoud Torabinejad em 1993, na Califórnia.[1]

REFERÊNCIAS

1) Mustafa M. Perspetiva histórica da endodontia cirúrgica. Adv Dent & Oral Health. 2016; 3(5): 001-007.

2) Weinberger BW. An Introduction to the History of Dentistry. St. Louis: The C.V. Mosby Co., 1948.

3) Fauchard P. Le Chirurgien Dentiste ou Traité Des Dents. Paris: Chez Pierre-Jean Mariette. 1746;1:443-448.

4) A History of Dental and Oral Science in America". Am J Dent Sci. 1876 Dec;10(8):377.

5) Béal M. De la resection de l'apex. Rev Stomatol. 1908: 15: 439-446.

6) Preto GV. Amputação das raízes dos dentes. Em: Litch WF, ed. O Sistema Americano de Medicina Dentária. Philadelphia: Lea Brothers, 1886.

7) Partsch C. Dritter Bericht der Polikinik fur Sanhund Mundkrankheiten des zahnarztlichen Instituts der Konigl. Universitat Breslau. Dtsch Monatsschr Zahnheilkd. 1896: 14: 486-499.

8) Partsch C. Uber Wurzelresection. Dtsch Monatsschr Zahnheilkd. 1898: 16: 80-86.

9) Partsch C. Uber Wurzelresection. Dtsch Monatsschr Zahnheilkd. 1899: 17: 348-367.

CLASSIFICAÇÃO DA CIRURGIA ENDODÔNTICA

PROCEDIMENTOS

A cirurgia endodôntica engloba os procedimentos cirúrgicos realizados para remover os agentes causadores de patologias perirradiculares e restaurar o periodonto a um estado de saúde biológica e funcional. Estes procedimentos podem ser classificados da seguinte forma:[1]

Classificação de Gutmann da cirurgia endodôntica:

1. Cirurgia fistulosa
    - Incisão e drenagem (I & D)
    - Trefinação cortical (cirurgia fistulosa)
    - Procedimentos de descompressão
2. Cirurgia perirradicular
    - Curetagem
    - Ressecção da extremidade da raiz
    - Preparação da extremidade da raiz
    - Obturação da extremidade da raiz
3. Cirurgia correctiva
    a) Reparação de perfurações
        - Mecânica (iatrogénica)
        - Reabsorvente
    b) Gestão periodontal
        - Ressecção da raiz
        - Ressecção de dentes

c) Replantação intencional

Classificação de Ingle da cirurgia endodôntica:

1. Drenagem cirúrgica
    a. Incisão e drenagem (I & D)
    b. Trefinação cortical (cirurgia fistulosa)
2. Cirurgia perirradicular
    a. Curetagem
    b. Biópsia
    c. Ressecção da extremidade da raiz
    d. Preparação e obturação da extremidade da raiz
    e. Cirurgia correctiva
3. Reparação de perfurações
    a. Mecânica (iatrogénica)
    b. Reabsorção (interna e externa)
4. Ressecção da raiz
5. Hemisecção
6. Cirurgia de substituição (extração/replante)
7. Cirurgia de implantes
    a. Implantes endodônticos
    b. Implantes osseointegrados em forma de raiz

PROCEDIMENTOS CIRÚRGICOS

DRENAGEM CIRÚRGICA

A drenagem cirúrgica está indicada quando se forma exsudado purulento e/ou hemorrágico nos tecidos moles ou no osso alveolar em resultado de um abcesso perirradicular sintomático. A libertação da pressão e a evacuação dos subprodutos da inflamação e da infeção conduzirão a uma redução significativa da dor e a uma diminuição da duração da morbilidade.[5] A drenagem cirúrgica pode ser efectuada por (1) incisão e drenagem (I & D) do tecido mole ou (2) trefinação da placa cortical alveolar.

INCISÃO E DRENAGEM

O inchaço flutuante dos tecidos moles ocorre quando o exsudado inflamatório perirradicular sai através do osso medular e da placa cortical. Uma vez atravessada a placa cortical, o exsudado espalha-se para os tecidos moles circundantes. Quando isto ocorre, deve ser efectuada uma incisão através do ponto focal do inchaço localizado para aliviar a pressão, eliminar o exsudado e as toxinas e estimular a cicatrização. Se o inchaço for intra-oral e localizado, a infeção pode ser tratada apenas com drenagem cirúrgica. No entanto, se o inchaço for difuso ou se tiver alastrado para os tecidos ou espaços musculofasciais extra-orais, a drenagem cirúrgica deve ser complementada com uma terapêutica antibiótica sistémica adequada.[6] (Figura 3-1) Aprender o momento correto para a I & D requer experiência. O doente apresenta-se frequentemente com um inchaço facial generalizado e difuso que é endurecido. Deve ter sempre cuidado com inchaços duros desta natureza, especialmente quando acompanhados de febre. Uma infeção deste tipo pode estender-se aos planos fasciais e aos espaços anatómicos e tornar-se fatal. Poderá ser indicada uma consulta ou encaminhamento para um especialista adequado.

Infelizmente, a incisão num inchaço difuso ou endurecido antes da sua localização é muitas vezes infrutífera para proporcionar alívio imediato ou redução do inchaço. Quando esta situação se verifica, tem sido sugerido que o doente seja colocado sob terapêutica antibiótica sistémica adequada e instruído para utilizar água salgada quente "mouth hold" (V4-V2 colheres de chá de sal num copo de 10-12 onças de água quente) na área inchada para ajudar na localização do inchaço para um estado mais flutuante. A situação clínica deve ser monitorizada a cada 24 horas. Logo que o inchaço se localize e se desenvolva uma área flutuante, deve efetuar uma drenagem cirúrgica.[4]

Preparação do tabuleiro de incisão e drenagem. A preparação da bandeja deve ser simples e organizada. Os instrumentos e suprimentos necessários para o procedimento devem ser dispostos na ordem de uso (Figura 3-2).

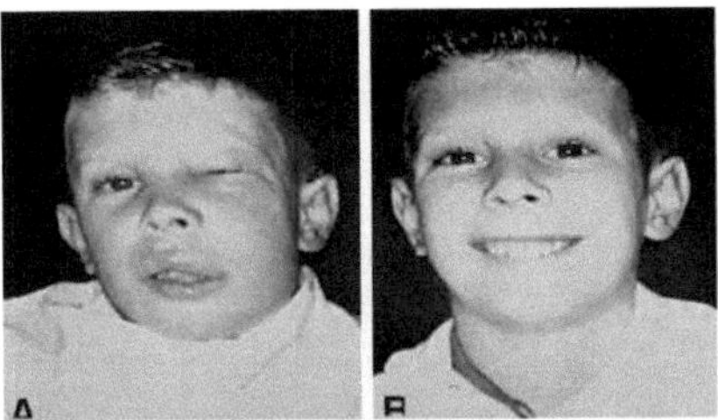

Figura 3-1 Dissolução rápida de celulite maciça após incisão e drenagem e terapia antibiótica. **A,** A assimetria facial unilateral e o fecho dos olhos indicam a gravidade do edema inflamatório do abcesso, apical ao incisivo lateral maxilar. **B,** Cinco dias depois, todos os sinais de inflamação desapareceram e o paciente está pronto para a terapia do canal radicular.

Anestesia local. Sempre que possível, a injeção de bloqueio nervoso é o método **preferível** para obter anestesia local. Em alguns casos, as injecções de bloqueio têm de ser complementadas com infiltração local para obter uma anestesia local adequada. Noutras situações clínicas, as injecções em bloco são impossíveis ou impraticáveis e a anestesia será limitada à infiltração local. Quando se utiliza a infiltração local, a mucosa oral na área a injetar deve ser seca com gaze 2 □ 2 e deve ser colocado **um anestésico tópico**. O anestésico local deve ser depositado perifericamente às tis- fações mucoperiosteais edemaciadas. A injeção direta nos tecidos edemaciados deve ser evitada porque é dolorosa, pode provocar a disseminação da infeção e não produz uma anestesia eficaz.[3] A inflamação resulta na diminuição do pH dos tecidos, o que provoca uma alteração do equilíbrio do anestésico injetado e uma redução significativa da concentração tecidular da forma não ionizada. Os anestésicos locais com baixos valores de pKa, como a mepivacaína, são os mais eficazes nesta situação clínica. Os doentes devem ser alertados para o facto de que, devido aos efeitos da inflamação e da infeção, a anestesia local pode não eliminar todo o desconforto associado a este procedimento. No entanto, o desconforto é geralmente mínimo e de carácter transitório. A eficácia reduzida dos agentes anestésicos locais para bloquear as transmissões da dor num local de inflamação está bem documentada. Najjar também demonstrou que a inflamação nos tecidos dentários pode produzir alterações neurológicas em locais distantes ao longo do tronco nervoso, tornando o anestésico local menos eficaz.[7] A utilização de analgesia com óxido nitroso pode ser útil para reduzir a ansiedade do doente e diminuir o limiar da dor.

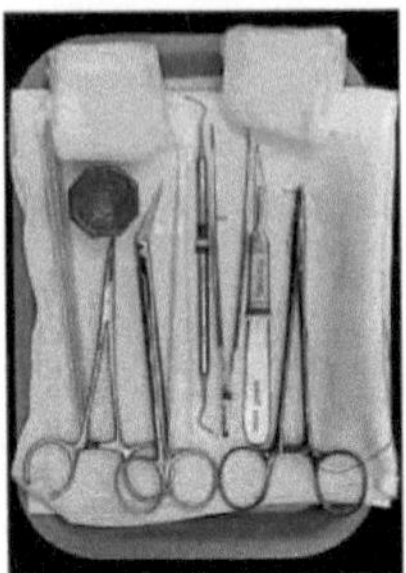

Figura 3-2 Um kit de incisão e drenagem ("I & D") bem organizado é essencial para a realização eficiente dos procedimentos de drenagem.

Incisão. Após a administração da anestesia de bloqueio e/ou infiltração apropriada, a área cirúrgica deve ser isolada com esponjas de gaze estéreis de 2 □ 2. A incisão deve ser horizontal e colocada na base dependente da área flutuante. Isto irá permitir a maior libertação (fluxo) de exsudado. A incisão deve ser efectuada com uma lâmina de bisturi pontiaguda, como uma lâmina n.º 11 ou n.º 12, em vez de uma lâmina n.º 15 arredondada. O exsudado deve ser aspirado e, se indicado, deve ser colhida uma amostra para cultura bacteriológica. A sondagem com uma cureta ou uma pinça hemostática na ferida incisional para libertar o exsudado preso nos compartimentos de tecido facilitará um resultado mais eficaz[3] (Figura 3-3).

Colocação de um dreno. A utilização de drenos após um procedimento de I & D é controversa. Frank et al. recomendaram a utilização de um dreno de borracha para manter a permeabilidade da abertura cirúrgica.[3] McDonald e Hovland afirmaram que a incisão, por si só, normalmente fornece a drenagem necessária. No entanto, se a drenagem inicial for limitada, pode ser indicada a colocação de um dreno. O dreno pode ser feito de gaze iodofórmica ou de material de borracha cortado em forma de "H" ou de "árvore de Natal". Pode ser suturado no local para maior retenção e deve ser removido após 2 a 3 dias. Bellizzi e Loushine recomendaram o uso de um dreno de Penrose de 1/4 de polegada, que deve ser suturado no local e removido em 24 a 48 horas.[8]

Gutmann e Harrison afirmaram que a utilização de drenos após procedimentos I & D tem sido muito abusiva. Os doentes com inchaços intra-orais localizados ou difusos, mesmo que exista um ligeiro inchaço extra-oral, não necessitam normalmente de drenos após os procedimentos de I & D. A cicatrização progride muito mais rapidamente sem a inserção de uma barreira artificial no local da ferida incisional. A cicatrização progredirá muito mais rapidamente sem a inserção de uma barreira artificial no local da ferida incisional. Deve deixar-se que os tecidos fechem a ferida incisional ao seu ritmo normal de cicatrização, que é de cerca de 24 a 48 horas. Quando tiver ocorrido uma drenagem suficiente, seguir-se-á o encerramento epitelial da ferida incisional. A inserção de um dreno só está indicada em casos que apresentem celulite moderada a grave e outros sinais positivos de um processo infecioso agressivo.

TREFINAÇÃO CORTICAL

A trefinação cortical é um procedimento que envolve a perfuração da placa cortical para libertar a pressão da acumulação de exsudado no osso alveolar. Este é um procedimento de utilização limitada e está repleto de perigos e potenciais complicações negativas. Os doentes que se apresentam com dor moderada a intensa, mas sem inchaço intra-oral ou extra-oral, podem necessitar de drenagem do exsudado perirradicular para aliviar os sintomas agudos. A literatura relativa a este procedimento é muito limitada e consiste principalmente em relatos de casos, opiniões e experiências clínicas. Foram relatados dois estudos clínicos sobre procedimentos de trefinação. No entanto, ambos foram concebidos para investigar a eficácia da trefinação na prevenção da dor pós-obturação e não no tratamento de condições agudas existentes. O tratamento de eleição para estes doentes é a drenagem através do sistema de canais radiculares (trefinação apical) sempre que possível. Isto pode envolver a remoção de pinos intrarradiculares e/ou do material de obturação do canal radicular existente. A trefinação apical envolve a penetração do forame apical com uma lima endodôntica pequena e o alargamento da abertura apical com uma lima de tamanho n.º 20 ou n.º 25 para permitir a drenagem da lesão perirradicular para o espaço do canal. A decisão de efetuar a trefinação apical ou cortical baseia-se principalmente no julgamento clínico relativamente à urgência de obter a drenagem.

A trefinação cortical envolve a realização de uma incisão através dos tecidos mucoperiosteais e a perfuração da placa cortical com um instrumento rotativo (Figura 3-4). Alguns profissionais preferem colocar um retalho mucoperiosteal para expor a placa cortical vestibular/labial antes do procedimento de trefinação. O objetivo é criar um caminho através do osso esponjoso até à vizinhança dos tecidos perirradiculares envolvidos. Muitas vezes é difícil identificar o local adequado para a trefinação cortical. Radiografias de diagnóstico de boa qualidade e um exame clínico cuidadoso ajudarão a determinar o local de trefinação adequado. O local mais frequentemente recomendado é no ápice da raiz ou próximo dele.[4] Gutmann e Harrison sugerem, no entanto, que o local de trefinação deve ser ao nível médio da raiz, no osso interdentário, tanto mesial como distal ao dente afetado. A trefinação cortical deve ser sempre iniciada por uma abordagem vestibular, nunca por lingual ou palatina. Gutmann e Harrison recomendam a utilização de uma broca redonda n.º 6 ou n.º 8 numa peça de mão de alta velocidade para penetrar na **placa cortical**. Em seguida, passe um alargador ou uma lima tipo K através do **osso esponjoso** até à proximidade dos tecidos perirradiculares. Não é necessário passar o instrumento diretamente para o ápice da raiz para obter resultados eficazes.[3] O clínico deve usar de bom senso para evitar estruturas anatómicas, como o seio maxilar e o conteúdo neurovascular do canal mandibular e do forame mental, bem como o próprio dente.

CIRURGIA PERIRRADICULAR

Como discutido anteriormente, as indicações e a aplicação da cirurgia endodôntica perirradicular sofreram mudanças dramáticas nas últimas duas décadas. Essas mudanças têm sido especialmente evidentes quando se trata do tratamento de tratamentos endodônticos não cirúrgicos fracassados. Um princípio amplamente difundido no diagnóstico endodôntico e no planejamento do tratamento é que a modalidade primária para o insucesso do tratamento endodôntico
deve ser o **retratamento endodôntico não cirúrgico** sempre que possível.[3-4]

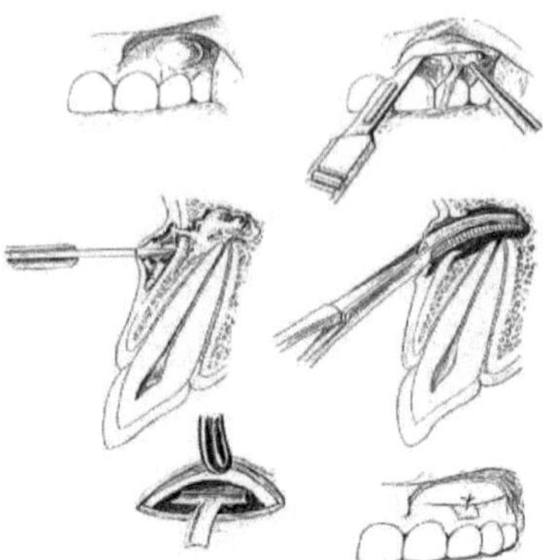

Figura 3-3 Incisão e drenagem de abcesso apical agudo. **A,** Estabelece-se um bom nível de anestesia e a região é embalada com esponjas de gaze. **B,** é efectuada uma incisão de varrimento através do núcleo da lesão com um bisturi n.º 11 ou 12. A drenagem é aspirada pelo assistente. **C,** Vista de perfil da incisão, mostrando o bisturi a atravessar o osso. **D,** Em alguns casos, uma pequena pinça hemostática curva atravessa o defeito da placa óssea até ao corpo da infeção. Ao espalhar os bicos, estabelece-se uma drenagem adequada que pode ser mantida através da sutura de um dreno em T através da incisão. O doente necessita de antibióticos para a bacteriemia e de analgésicos para controlar o desconforto. **E, o dreno** em T é posicionado para garantir a permeabilidade da incisão até que toda a drenagem cesse. **F,** Se o dreno não permanecer no sítio, pode ser suturado.

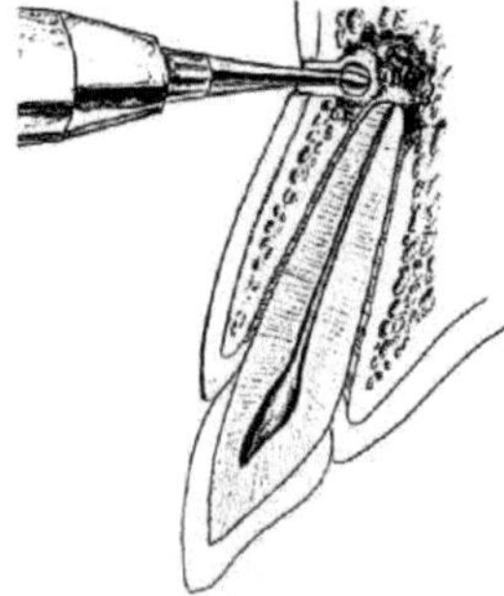

Figura 3-4 Trefinação cirúrgica da placa cortical labial intacta para aliviar a pressão de líquido e gás do abcesso apical agudo. A localização exacta da lesão é feita por radiografia.

A importância de um planeamento pré-cirúrgico minucioso e meticuloso não pode ser enfatizada em demasia. Não só o dentista e a equipa devem ser cuidadosamente treinados, mas também todos os instrumentos, equipamentos e suprimentos necessários devem estar prontamente disponíveis na sala de tratamento (Figura 3-5). Isto requer que cada passo do procedimento seja cuidadosamente planeado e analisado. O potencial para possíveis complicações deve ser antecipado e incorporado no planeamento pré-cirúrgico.

Uma boa comunicação com o doente é essencial para uma preparação cirúrgica completa. É importante que o doente compreenda a razão pela qual a cirurgia é necessária, bem como outras opções de tratamento disponíveis. O doente deve ser informado sobre o prognóstico de um resultado bem sucedido e sobre os riscos envolvidos no procedimento cirúrgico, para além dos benefícios. Também é importante que o doente seja informado dos possíveis efeitos a curto prazo da cirurgia, tais como dor, inchaço, descoloração e infeção. Aconselha-se a assinatura **de um termo de** consentimento. Recomenda-se que os pacientes não sejam autorizados a observar o procedimento num espelho, mesmo que o solicitem.

Um enxaguamento bucal pré-cirúrgico melhorará o ambiente cirúrgico ao diminuir a contaminação bacteriana da superfície dos tecidos, reduzindo assim a inoculação de microrganismos na ferida cirúrgica. Foi demonstrado que o gluconato de clorexidina (Peridex) diminui as contagens de bactérias salivares em 80 a 90%, voltando ao normal em 48 horas. Gutmann e Harrison recomendam que os enxaguamentos orais com gluconato de clorexidina sejam iniciados no dia anterior à cirurgia, administrados imediatamente antes da cirurgia e continuados durante 4 a 5 dias após a cirurgia.[3] A redução do número de bactérias orais antes e durante o período pós-cirúrgico inicial e a inibição da formação de placa produzem um ambiente marcadamente melhor para a cicatrização de feridas.

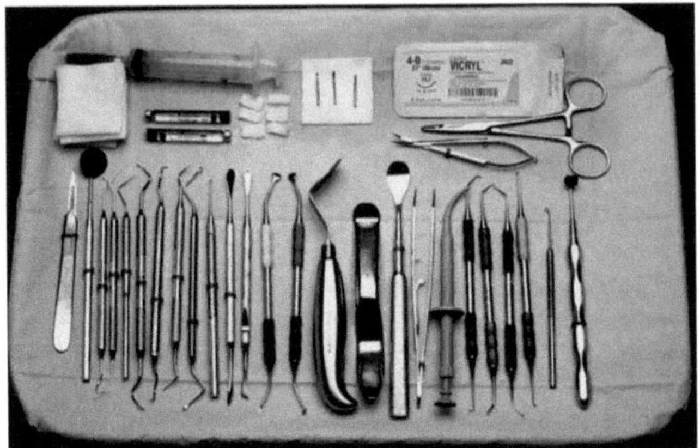

Figura 3-5 Sugestão de preparação de instrumentos cirúrgicos. **Fila superior:** Gaze extra de 2 polegadas □ 2 polegadas; seringa de irrigação com soro fisiológico estéril (Monoject); dois carpules extra de lidocaína 1/50.000 epinefrina; gaze de teflon cortada em pequenos quadrados; brocas de carboneto FG de comprimento cirúrgico n.º 6, n.º 8 e n.º H267 (Brassler); sutura Vicryl 4-0 (Poliglactina 910); porta-agulhas; tesoura. **Fila inferior:** cabo de bisturi com lâmina Bard-Parker n.º 15C; espelho bucal, superfície frontal n.º 4; explorador DE de corno de vaca; explorador endodôntico DE n.º 16; sonda periodontal; curetas de periósteo; curetas de osso; raspador Morse n.º 00 (Ransom e Randolph); elevadores periosteais; retractores de retalho; alicates de algodão com fecho; suporte de material de obturação da extremidade radicular; condensador de obturação da extremidade radicular; microespelhos da superfície frontal. Os instrumentos necessários para a cirurgia endodôntica são previamente organizados no tabuleiro cirúrgico com uma colocação lógica por ordem de utilização, da esquerda para a direita. Os instrumentos são esterilizados e embalados de forma a estarem prontos a ser utilizados.

A maioria dos procedimentos cirúrgicos perirradiculares, independentemente da sua indicação, partilha uma série de conceitos e princípios: (1) a necessidade de anestesia local profunda e hemostasia, (2) manejo dos tecidos moles, (3) manejo dos tecidos duros, (4) acesso cirúrgico, tanto visual quanto operatório, (5) acesso à estrutura radicular, (6) curetagem perirradicular, (7) ressecção da extremidade radicular, (8) preparo da extremidade radicular, (9) obturação da extremidade radicular, (10) reposicionamento e sutura dos tecidos moles, e (11) cuidados pós-cirúrgicos. Todos estes conceitos e princípios podem não ser utilizados numa determinada cirurgia. No entanto, um conhecimento e compreensão profundos destes princípios, e a forma como se relacionam com a biologia e fisiologia dos tecidos envolvidos, é da maior importância. A adesão e aplicação rigorosas destes princípios influenciarão grandemente o sucesso do tratamento cirúrgico e minimizarão a morbilidade do doente.

ANESTESIA E HEMOSTASIA

A injeção de um agente anestésico local que contém um vasoconstritor tem dois objectivos igualmente importantes:

(1) obter anestesia profunda e prolongada e (2) proporcionar boa hemostasia durante e após o procedimento cirúrgico. Sacrificar um em detrimento do outro é uma atitude míope e desnecessária. A não obtenção de anestesia cirúrgica profunda resultará em dor e ansiedade desnecessárias para o paciente. Uma hemostase inadequada resultará numa fraca visibilidade do local da cirurgia, prolongando assim o procedimento e resultando num aumento da morbilidade do doente. Com o tratamento adequado de qualquer condição médica que o doente possa apresentar e a seleção de um agente anestésico e vasoconstritor adequados, é possível atingir ambos os objectivos.

Seleção do agente anestésico. A seleção de um agente anestésico adequado deve basear-se sempre no estado clínico do doente e na duração desejada da anestesia necessária. Os dois principais grupos de agentes anestésicos locais são os ésteres e as amidas. A diferença importante entre estes grupos não reside na sua capacidade de produzir anestesia profunda, mas na forma como são metabolizados e no potencial para reacções alérgicas. Os ésteres têm um potencial alérgico muito maior do que as amidas. O único anestésico local éster disponível em cartuchos dentários nos Estados Unidos é uma combinação de propoxicaína e procaína (Ravocaína).

Os anestésicos locais do grupo das amidas, que incluem a lidocaína (Xilocaína), a mepivacaína (Carbocaína), a prilocaína (Citanest), a bupivacaína (Marcaína), a etidocaína (Duranest) e a articaína (Ultracaína), sofrem uma decomposição metabólica complexa no fígado. Os doentes com uma **disfunção hepática** conhecida devem receber agentes anestésicos locais amídicos com precaução devido ao potencial para uma concentração sanguínea sistémica elevada do fármaco. Além disso, os doentes com **insuficiência renal** grave podem ser incapazes de eliminar o agente anestésico do sangue, o que pode resultar num aumento do potencial de toxicidade em consequência de níveis sanguíneos elevados do fármaco. Por conseguinte, uma disfunção renal significativa constitui uma contraindicação relativa e os limites de dosagem devem ser reduzidos.

A elevada taxa de sucesso clínico na produção de anestesia local profunda e prolongada, juntamente com o seu baixo potencial para reacções alérgicas, faz da **lidocaína (xilocaína) o agente anestésico de eleição** para a cirurgia perirradicular. A seleção de outro agente anestésico só é indicada na presença de uma verdadeira contraindicação documentada. Se a utilização de um agente anestésico amida (lidocaína) for absolutamente contra-indicada, o agente éster, procaína-propoxicaína com levonordefrina (Ravocaína com Neo-Cobefrina), é atualmente a única escolha.

Seleção do agente vasoconstritor. A escolha do vasoconstritor no anestésico local terá um efeito tanto na duração da anestesia como na qualidade do controlo da hemorragia no local da cirurgia. Os agentes vasopressores utilizados em medicina dentária são aminas simpaticomiméticas (adrenérgicas) de ação direta que exercem a sua ação estimulando receptores especiais (receptores alfa e beta-adrenérgicos) nas células musculares lisas da microcirculação de vários tecidos. Estes agentes incluem a **epinefrina** (Adrenalina), a **Ievonordefrina** (Neo-Cobefrina) e o **Ievarterenol** (Levophed, noradrenalina, norepinefrina). Para efeitos de **hemostase**, há pouca ou **nenhuma justificação para a utilização do Ievarterenol.** O grau de hemostase[3] necessário para a maioria dos procedimentos cirúrgicos perirradiculares não pode ser produzido com segurança pelo levarterenol.

Ahlquist foi o primeiro a determinar a existência de dois tipos de receptores adrenérgicos. Chamou-lhes alfa e beta. Documentou que cada um produz respostas diferentes quando estimulado. Muitos tecidos têm receptores alfa e beta; no entanto, normalmente um deles predomina. Gage demonstrou que a ação de um fármaco vasopressor na microvasculatura depende (1) do tipo de recetor predominante e (2) da seletividade do recetor do fármaco vasopressor. **Os receptores alfa predominam na mucosa oral e nos tecidos gengivais, enquanto os receptores beta predominam no músculo esquelético.** A seletividade dos receptores de epinefrina é aproximadamente igual para os receptores alfa e beta. A seletividade dos receptores de levonordefrina, no entanto, é principalmente para os receptores alfa-adrenérgicos.

A estimulação dos **receptores alfa-adrenérgicos resulta** na **contração** das células musculares lisas da microvasculatura, com a consequente redução do fluxo sanguíneo através do leito vascular. A estimulação dos receptores **beta-adrenérgicos resulta** no **relaxamento das células musculares lisas da** microvasculatura, com o consequente **aumento do fluxo sanguíneo através do leito vascular. Uma** vez que a seletividade dos receptores da epinefrina é igual para os receptores alfa e beta, e que os receptores beta predominam no músculo esquelético, **é importante não injetar epinefrina nos músculos esqueléticos** na área da cirurgia endodôntica, caso contrário, **ocorrerá** uma **vasodilatação com aumento do fluxo sanguíneo**. A epinefrina é o agente vasoconstritor mais eficaz e mais amplamente utilizado nos anestésicos dentários. Os outros vasopressores disponíveis são menos eficazes. Embora sejam utilizados em concentrações mais elevadas num esforço para compensar a sua menor eficácia, a diferença no grau de efeito clínico é facilmente observável. Foram relatados muitos estudos que mediram os níveis plasmáticos de catecolaminas e os efeitos clínicos da injeção de epinefrina contendo anestésicos locais para tratamento dentário. Os resultados destes estudos indicam que, embora o nível plasmático de catecolaminas aumente após a injeção, este aumento não parece estar geralmente associado a quaisquer efeitos cardiovasculares significativos em doentes saudáveis ou em doentes com doença cardíaca ligeira a moderada. Pallasch afirmou que as alterações hemodinâmicas observadas com a epinefrina plasmática elevada são geralmente de curta duração, provavelmente devido à semi-vida plasmática muito curta da epinefrina, geralmente inferior a 1 minuto. Afirmou também que o benefício obtido com a inclusão de vasoconstritores nos anestésicos locais dentários supera largamente quaisquer potenciais efeitos deletérios destes agentes.

Locais de injeção e técnica. Para a cirurgia perirradicular, é imperativo que se consiga uma anestesia profunda prolongada e uma hemostase máxima. Para além da escolha dos agentes anestésicos e vasopressores, os locais e a técnica de injeção também são factores importantes. A anestesia por bloqueio de nervo envolve a injeção próxima a um tronco nervoso principal que geralmente está localizado a alguma distância do local da cirurgia. Assim, o agente vasopressor na preparação anestésica utilizada na anestesia por bloqueio nervoso não afectará significativamente o fluxo sanguíneo no local da cirurgia. Pode obter-se uma anestesia profunda por bloqueio de nervos com um anestésico local contendo epinefrina diluída (1:100.000 ou 1:200.000).

No entanto, **a hemostase**, ao contrário da anestesia, não pode ser conseguida através da injeção em locais distantes. Apenas os pequenos vasos da microvasculatura são afectados pelo vasopressor injetado; os canais vasculares maiores não o são. Uma injeção de bloqueio do nervo alveolar inferior bloqueia eficazmente a transmissão da dor a partir do local da cirurgia; no entanto, o vasopressor injetado não tem efeito na artéria alveolar inferior e o fluxo sanguíneo normal continua a chegar ao local da cirurgia periférica. Por conseguinte, devem ser administradas **injecções adicionais** nos tecidos moles na **área imediata da cirurgia.** Isto é conseguido através de infiltração local utilizando uma concentração mais elevada (1:50.000 de epinefrina) de vasopressor na solução anestésica. Na maxila, a anestesia por infiltração pode atingir simultaneamente a anestesia e a hemostasia. É importante ressaltar que, seja qual for a técnica utilizada para a obtenção da anestesia, **a infiltração no sítio cirúrgico é sempre necessária para a obtenção da hemostasia.**

Os locais de infiltração da injeção para a cirurgia perirradicular são sempre múltiplos e envolvem a deposição de anestésico em todo o campo cirúrgico na mucosa alveolar, superficialmente ao periósteo, ao nível dos ápices radiculares (Figura 3-6). **Após a anestesia de bloqueio**, utilizando uma agulha de calibre 30 com o bisel virado para o osso, deve ser lentamente depositada uma pequena quantidade de solução (0,25-0,50 ml). A ponta da agulha é então movida perifericamente (mesialmente e distalmente) e pequenas quantidades semelhantes são lentamente injectadas nas áreas adjacentes.

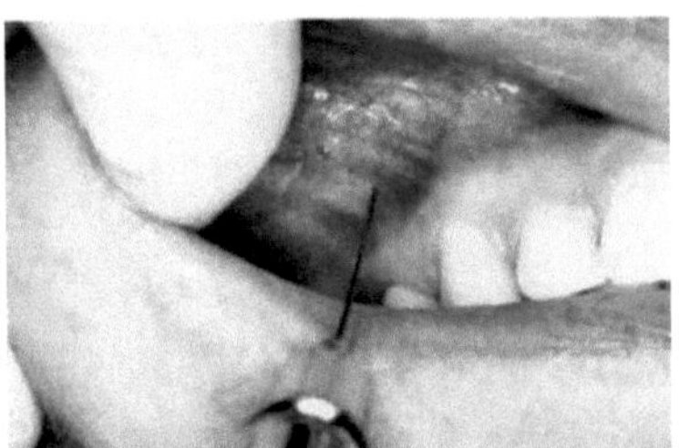

Figura 3-6 A colocação correcta da agulha para a anestesia de infiltração, de modo a obter a máxima hemostase cirúrgica, é na mucosa alveolar, superficialmente ao periósteo, ao nível dos ápices radiculares.

A velocidade de injeção recomendada é de 1 ml/minuto, com uma velocidade máxima segura de 2 ml/minuto.[9] A injeção rápida produz uma acumulação localizada de solução nos tecidos injectados, resultando numa difusão atrasada e limitada nos tecidos adjacentes. Isto resulta num contacto superficial mínimo com o leito microvascular e numa hemostase inferior à ideal. A quantidade de solução anestésica necessária varia e depende do tamanho do local da cirurgia. Num local cirúrgico pequeno, envolvendo apenas alguns dentes, um cartucho (1,8 cc) de solução contendo epinefrina 1:50.000 é normalmente suficiente para obter uma hemostase adequada. Para uma cirurgia mais extensa envolvendo vários dentes, raramente é necessário injetar mais de dois cartuchos (3,6 cc) de anestésico (epinefrina 1:50.000) para obter anestesia e hemostase.

Hiperemia reactiva: O fenómeno de ricochete. É importante que o cirurgião endodôntico esteja ciente do efeito beta-adrenérgico retardado que se segue à hemostasia produzida pela injeção de aminas vasopressoras. Ocorre uma recuperação de uma resposta alfa (vasoconstrição) para uma resposta beta (vasodilatação) e é denominada **hiperemia reactiva** ou **fenómeno de recuperação**. [10]

Após a injeção de uma amina vasopressora, a concentração tecidular do vasopressor diminui gradualmente até um nível que já não produz uma vasoconstrição alfa-adrenérgica. O fluxo sanguíneo restrito regressa lentamente ao normal, mas depois aumenta rapidamente muito para além do normal, à medida que ocorre uma dilatação beta-adrenérgica. Este fenómeno de ressalto não resulta da atividade dos receptores beta, mas sim da hipóxia e acidose teciduláres localizadas causadas pela vasoconstrição prolongada. Quando esta hiperemia reactiva ocorre, é normalmente impossível restabelecer a hemostase através de injecções adicionais. Por conseguinte, se estiver planeado um procedimento cirúrgico longo (várias raízes ou procedimentos), **os** procedimentos **mais complicados** e dependentes da hemostase (ressecção da extremidade da raiz, preparação da extremidade da raiz e obturação)

devem ser realizados em primeiro lugar. Os procedimentos menos dependentes da hemostase, como a curetagem perirradicular, a biópsia ou a amputação da raiz, devem ser reservados para o fim.

O fenómeno de ressalto tem outra implicação clínica importante: hemorragia e hematoma pós-cirúrgicos. Essas possíveis seqüelas pós-cirúrgicas são melhor minimizadas pelo reposicionamento adequado dos tecidos moles e pelos cuidados pós-cirúrgicos, descritos em mais detalhes posteriormente neste capítulo.

Gestão de tecidos moles

O estabelecimento de um bom acesso cirúrgico, tanto visual como operatório, é um requisito para todos os procedimentos cirúrgicos. O acesso visual permite que o cirurgião endodôntico veja todo o campo cirúrgico. O acesso operatório permite que o cirurgião realize o(s) procedimento(s) cirúrgico(s) necessário(s) com a melhor qualidade e no menor tempo possível. Isto resultará na menor quantidade de trauma cirúrgico e numa redução da morbilidade pós-cirúrgica.

Todos os procedimentos cirúrgicos requerem a ferida **intencional** de tecidos específicos e a **cicatrização** subsequente depende do tipo de tecidos feridos e do tipo de ferida infligida. O objetivo do cirurgião deve ser sempre minimizar o trauma dos tecidos moles e duros envolvidos no procedimento cirúrgico. A maioria dos procedimentos cirúrgicos perirradiculares requer a elevação de um retalho mucoperiosteal.

Designs de retalhos e incisões. Um bom acesso cirúrgico depende fundamentalmente da seleção de um desenho de retalho apropriado. Foram propostos vários desenhos de retalhos para cirurgia perirradicular (Figura 3-7).

Deve-se notar, no entanto, que nenhum desenho de retalho é adequado para todas as situações cirúrgicas. É necessário conhecer as vantagens e desvantagens de cada desenho de retalho.

Princípios e directrizes para a conceção do retalho. Independentemente do desenho do retalho cirúrgico, há uma série de princípios e directrizes que se aplicam à localização e extensão das incisões. A adesão a estes princípios e directrizes assegurará que os tecidos moles do retalho se ajustem confortavelmente à sua posição original, cubram adequadamente o local da ferida óssea e proporcionem um leito vascular adequado para a cicatrização:

1. Evite incisões horizontais e verticais muito inclinadas.

O suprimento sanguíneo gengival provém principalmente dos mesmos vasos que irrigam a mucosa alveolar. Quando esses vasos entram na gengiva, eles assumem um curso vertical paralelo ao longo eixo dos dentes e estão posicionados na camada reticular superficial ao periósteo. Eles são conhecidos como vasos supraperiosteais.[11]

São arteríolas com um diâmetro de cerca de 100 m e são os ramos terminais das artérias bucal, lingual, palatina maior, alveolar inferior e alveolar superior.

As fibras de colagénio da gengiva e da mucosa alveolar conferem resistência estrutural a estes tecidos. Coletivamente, estas fibras são designadas por ligamento gengival. Este ligamento é constituído por vários grupos de fibras que formam ligações entre o osso crestal e o cemento supracrestal e a gengiva e o periósteo no osso radicular vestibular e lingual. As fibras de colagénio que se ligam ao periósteo percorrem o osso radicular da crista numa direção paralela ao longo eixo dos dentes.[12]

As incisões horizontais e muito angulosas, como as utilizadas nos retalhos semilunares e nos retalhos rectangulares de base larga, encolhem excessivamente durante a cirurgia devido à contração das fibras de colagénio cortadas que correm perpendicularmente à linha de incisão. Como resultado desta contração, é muitas vezes difícil voltar a colocar os bordos do retalho na sua posição original sem colocar uma tensão excessiva nos tecidos moles. Isto resulta frequentemente no rompimento das suturas e na subsequente formação de cicatrizes de cicatrização por segunda intenção (Figura 3-8). As incisões horizontais ou severamente anguladas podem também resultar na interferência do fornecimento de sangue aos tecidos gengivais não retalhados, devido à separação dos vasos sanguíneos gengivais que correm perpendicularmente à linha de incisão.

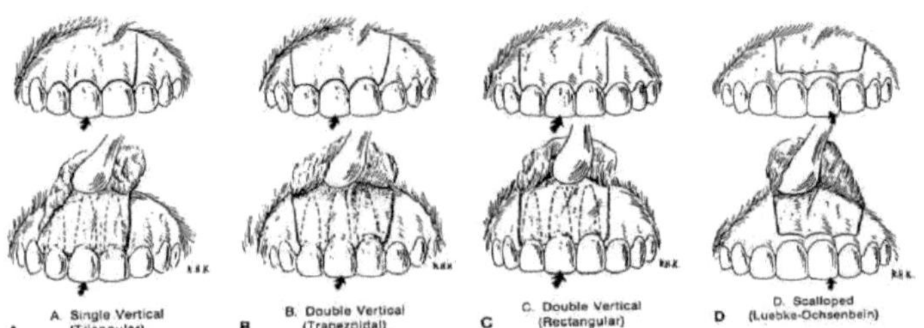

Figura 3-7 Desenho do retalho cirúrgico e nomenclatura dos retalhos. **A,** vertical simples (tri-angular). **Acima,** a incisão de relaxamento é vertical e colocada sobre o osso interdentário.
A incisão horizontal encontra-se no sulco gengival e liberta as papilas à medida que se estende lateralmente. **Abaixo,** o acesso adequado alcança a região periapical do dente envolvido na cirurgia **(seta).** Pode obter-se uma maior retração alargando a incisão vertical e horizontal. **B,** Dupla vertical (trapezoidal). **Acima,** as incisões verticais oblíquas proporcionam uma base mais larga do retalho. No entanto, podem atravessar o osso radicular. Em **baixo,** o retalho trapezoidal, quando totalmente refletido, proporciona um excelente acesso aos ápices dos dentes na área cirúrgica. **C,** Duplo vertical (retangular).

Acima, Recomendado se for expetável fenestração óssea. As incisões relaxantes verticais são colocadas sobre o osso interdentário e não sobre as superfícies radiculares para evitar fenestrações nas superfícies radiculares. Em **baixo,** é obtido um excelente acesso cirúrgico a todas as áreas perirradiculares dos dentes envolvidos na área cirúrgica. Este desenho de retalho é recomendado para uma extensão apical máxima quando necessário. **D,** recortado (Luebke-Ochsenbein). **Acima,** este retalho evita a interferência com a arquitetura do sulco gengival e das papilas interdentárias. A incisão horizontal é colocada paralelamente e imediatamente apical ao sulco gengival livre. Uma incisão vertical de relaxamento é colocada em cada uma das extremidades terminais da incisão horizontal. **Abaixo,** o acesso cirúrgico é bom para as áreas perirradiculares média e apical, mas limitado ao terço incisal. É fundamental que o osso sólido suporte a incisão quando reposicionar o retalho

2. Evite incisões sobre eminências radiculares. As eminências radiculares, tais como o canino, o primeiro pré-molar superior e as proeminências radiculares mesiobucais do primeiro molar, apresentam frequentemente fenestrações através do osso cortical ou estão cobertas por osso muito fino com um fornecimento de sangue deficiente. Estes defeitos ósseos podem levar a fenestrações de tecidos moles se forem efectuadas incisões sobre eles. As incisões verticais (de libertação) devem ser feitas paralelamente ao longo eixo dos dentes e colocadas entre os dentes adjacentes sobre osso interdentário sólido, nunca sobre osso radicular (Figura 3-9).

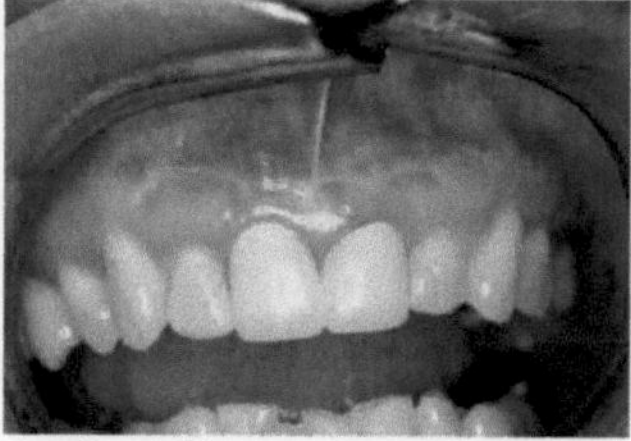

Figura 3-8 A retração do tecido gengival resultante do corte das fibras de

colagénio pode resultar em cicatrizes pós-cirúrgicas como resultado da cicatrização por segunda intenção.

3. As incisões devem ser colocadas e os retalhos reposicionados sobre osso sólido.

As incisões nunca devem ser colocadas sobre áreas de perda óssea periodontal ou lesões perirradiculares. Sem um bom osso sólido para suportar as bordas reposicionadas do retalho mucoperiosteal, o fornecimento inadequado de sangue resulta em necrose e descamação do tecido mole. O cirurgião endodôntico deve levar em consideração a extensão da remoção óssea necessária para realizar a cirurgia perirradicular pretendida ao projetar o retalho, de modo que as margens reposicionadas do retalho sejam suportadas por osso sólido. Hooley e Whitacre sugerem que deve existir um mínimo de 5 mm de osso entre a borda de um defeito ósseo e a linha de incisão.[13]

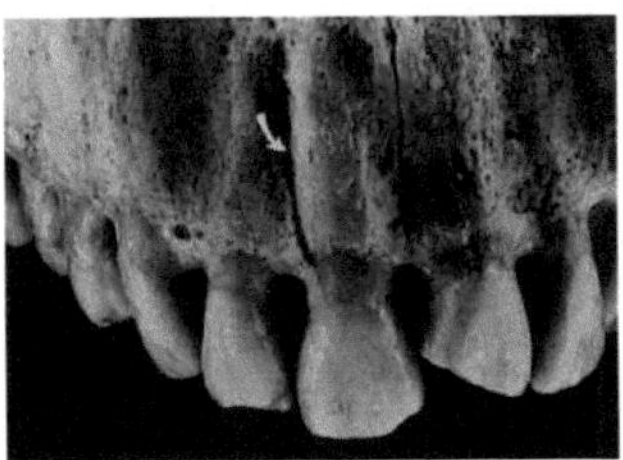

Figura 3-9 As incisões verticais devem ser efectuadas sobre o osso espesso que se encontra na "calha" **(seta)** entre as eminências radiculares.

4. Evite incisões nos principais anexos musculares. As incisões nos principais anexos musculares (frena) fazem

5. O reposicionamento do retalho e a cicatrização subsequente são muito mais difíceis. A cicatrização e a formação de tecido cicatricial por cicatrização de segunda intenção resultam frequentemente. Isto pode ser contornado alargando lateralmente a incisão horizontal, de modo a que a incisão vertical contorne a fixação muscular e seja incluída no retalho.

6. O retractor de tecidos deve assentar em osso sólido.

A extensão da incisão vertical deve ser suficiente para permitir que o afastador de tecido assente no osso sólido, deixando assim o ápice da raiz bem exposto (Figura 3-10). Se as incisões verticais não forem adequadamente alargadas, haverá uma tendência para o retractor traumatizar o tecido da mucosa na dobra da base do retalho. Isto pode afetar o fornecimento de sangue a estes tecidos e resultará num aumento da morbilidade pós-cirúrgica.

7. A extensão da incisão horizontal deve ser adequada para permitir o acesso visual e cirúrgico com um traumatismo mínimo dos tecidos moles.

Em geral, a incisão horizontal para retalhos mucoperiosteais em cirurgia perirradicular deve se estender pelo menos um a dois dentes laterais ao dente a ser tratado (Figura 3-11). Isso permitirá um acesso cirúrgico adequado e minimizará a tensão e o estiramento do tecido mole. Um axioma testado pelo tempo em relação ao comprimento de uma incisão é que mais trauma resulta de uma incisão muito curta do que muito longa, e as incisões cicatrizam de lado a lado, não de ponta a ponta.

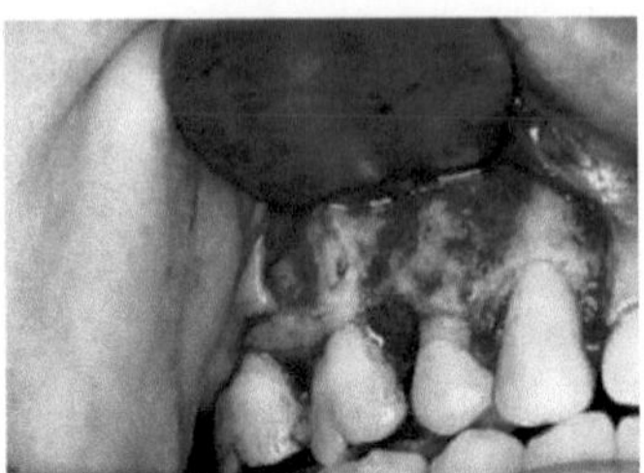

Figura 3-10 O retractor do retalho deve ser suficientemente largo para permitir o acesso visual ao local da cirurgia e também deve assentar em osso sólido sem colidir com os tecidos moles.

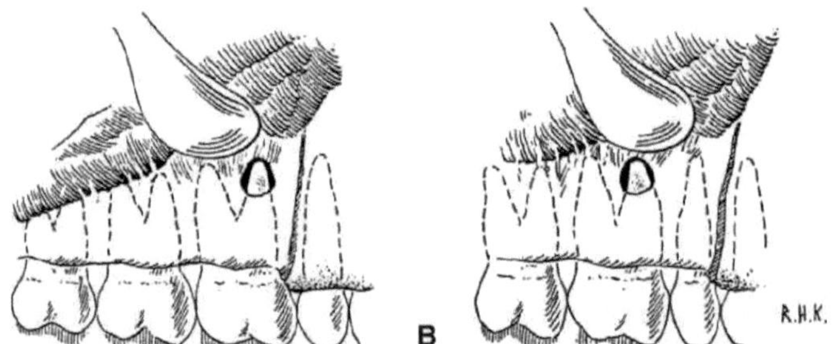

Figura 3-11 Uma incisão não deve estar mais próxima do que 5 mm de um defeito ósseo. **A, A** incisão vertical está **demasiado perto** do defeito ósseo. **B,** A incisão colocada um dente mesialmente permite um melhor acesso visual e um suporte ósseo sólido para a incisão.

8. A junção das incisões sulculares horizontais e verticais deve

inclua ou exclua a papila interdentária envolvida.

As incisões de libertação verticais devem ser efectuadas paralelamente ao longo eixo dos dentes e colocadas entre os dentes adjacentes sobre o osso interdentário sólido, **nunca sobre o osso radicular**. A incisão vertical deve intersectar a incisão horizontal

e terminam na zona intrassulcular no ângulo de linha mesial ou distal do dente. A papila interdentária envolvida nunca deve ser dividida pela vertical incisão ou intercepte a incisão horizontal na área da raiz média (Figura 3-12).

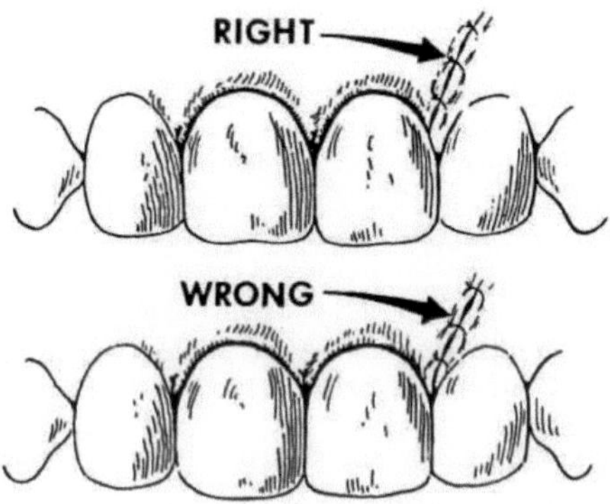

Figura 3-12 As incisões que dividem as papilas não cicatrizam tão bem e podem deixar um defeito periodontal após a remoção da sutura.

9. O retalho deve incluir o mucoperiósteo completo (espessura total).

O retalho deve incluir todo o mucoperiósteo (gengiva marginal, interdental e anexa, mucosa alveolar e periósteo). Os retalhos de espessura total resultam em menos trauma cirúrgico para os tecidos moles e melhor hemostasia cirúrgica do que os retalhos de espessura parcial. As principais vantagens dos retalhos de espessura total derivam da manutenção dos vasos sanguíneos supraperiosteais que irrigam estes tecidos.

De acordo com Gutmann e Harrison, as duas principais categorias de retalhos cirúrgicos perirradiculares são os **retalhos mucoperiostais completos** e os **retalhos mucoperiostais limitados**. A localização do componente horizontal da incisão é a caraterística distintiva entre as duas categorias de retalhos cirúrgicos. Todos os retalhos mucoperiostais **completos** envolvem uma incisão horizontal intrasulcular com reflexão dos tecidos gengivais marginais e interdentais (papilares) como parte do retalho. Os retalhos mucoperiostais **limitados** têm uma incisão horizontal submarginal (subsulcular) ou orientada horizontalmente, e o retalho não inclui os tecidos marginais ou interdentários. A adição de termos geométricos planos para descrever os desenhos dos retalhos, tal como sugerido por Luebke e Ingle, permite uma classificação facilmente identificável dos desenhos dos retalhos cirúrgicos perirradiculares. A classificação dos retalhos cirúrgicos perirradiculares encontra-se na Tabela 3-1, e segue-se uma descrição destes retalhos e da sua aplicação na cirurgia endodôntica.

Retalhos Mucoperiosteais Completos. *Retalho triangular.* O retalho triangular é formado por uma incisão horizontal, intrasulcular e uma incisão vertical de libertação (Figura 3-7, A).

Tabela 3-1 Classificação dos retalhos cirúrgicos

Retalhos mucoperiosteais completos

(a) Triangular (uma incisão de libertação vertical)

(b) Retangular (duas incisões verticais de libertação)

(c) Trapezoidal (retangular de base larga)

(d) Horizontal (sem incisão de libertação vertical)

2. Retalhos mucoperiosteais limitados

(a) Curva submarginal (semilunar)

(b) Submarginal recortada retangular (Luebke-Ochsenbein)

3. As principais vantagens deste desenho de retalho são o facto de permitir uma boa cicatrização da ferida, o que resulta de uma interrupção mínima do

fornecimento vascular ao tecido do retalho, e a facilidade de reaproximação do retalho, com um número mínimo de suturas necessárias. A principal desvantagem deste desenho de retalho é o acesso cirúrgico algo limitado que proporciona devido à incisão única de libertação vertical. Este acesso cirúrgico limitado muitas vezes dificulta a exposição dos ápices radiculares de dentes longos (por exemplo, cúspides maxilares) e dentes anteriores mandibulares. Na cirurgia posterior, tanto maxilar como mandibular, a incisão vertical de libertação é sempre colocada na **extensão mesial** da incisão horizontal, nunca na distal. Isto proporciona ao cirurgião o máximo acesso visual e operatório com o mínimo de trauma nos tecidos moles. Para a **cirurgia anterior**, a incisão de libertação vertical deve ser colocada na extensão da incisão horizontal que está mais próxima do cirurgião e, por conseguinte, depende **da posição do cirurgião** à direita ou à esquerda do doente. Depois de refletir um retalho triangular, por vezes o cirurgião pode achar necessário obter um acesso adicional. Este pode ser facilmente obtido através da colocação de uma **incisão de relaxamento distal.** Uma incisão de relaxamento é uma incisão vertical curta colocada na gengiva marginal e anexa e localizada na extensão da incisão horizontal oposta à incisão de libertação vertical. Esta incisão também é boa para aliviar a tensão de retração do retalho, ao mesmo tempo que consegue um acesso cirúrgico adequado.

Como resultado do excelente potencial de cicatrização deste retalho e do acesso cirúrgico geralmente favorável que proporciona, recomenda-se a utilização do retalho mucoperiosteal triangular sempre que possível. É recomendado para

incisivos maxilares e dentes posteriores. É o único desenho de retalho recomendado para os **dentes posteriores da mandíbula** devido a estruturas anatómicas que contra-indicam outros desenhos de retalho.[3] *Retalho retangular.* O retalho retangular é formado por uma incisão horizontal intrasulcular e duas incisões verticais de libertação (ver Figura 3-7, C). A principal vantagem deste desenho de retalho é o aumento do acesso cirúrgico ao ápice da raiz. Este desenho de retalho é especialmente útil para **dentes anteriores mandibulares**, dentes múltiplos e dentes com raízes longas, como os **caninos superiores**.

A principal desvantagem do design do retalho retangular é a dificuldade de reaproximação das margens do retalho e de encerramento da ferida. A estabilização pós-cirúrgica também é mais difícil com este desenho do que com o retalho triangular. Isto deve-se principalmente ao facto de os tecidos do retalho serem mantidos em posição apenas pelas suturas. Isto resulta num maior potencial de deslocamento pós-cirúrgico do retalho. Este desenho de retalho não é recomendado para dentes posteriores.

Retalho trapezoidal. O retalho trapezoidal é semelhante ao retalho retangular, com a exceção de que as duas incisões de libertação verticais intersectam a incisão horizontal, intrasulcular, num ângulo obtuso (ver Figura 3-7, B). As incisões de libertação verticais anguladas foram concebidas para criar um retalho de base larga, sendo a porção vestibular mais larga do que a porção sulcular. A conveniência deste desenho de retalho baseia-se no pressuposto de que proporcionará um melhor fornecimento de sangue aos tecidos retalhados. Embora este conceito seja válido noutros tecidos, como a pele, a sua aplicação não tem fundamento na cirurgia perirradicular.[14]

Uma vez que os vasos sanguíneos e as fibras de colagénio nos tecidos mucoperiósteos estão orientados numa direção vertical, as incisões de libertação verticais anguladas cortarão mais destas estruturas vitais. Isto resultará em mais hemorragia, numa interrupção do fornecimento vascular aos tecidos não retalhados e na contração dos tecidos retalhados. **O retalho trapezoidal está contraindicado na cirurgia perirradicular.**[14]

Retalho horizontal. O retalho horizontal, ou em envelope, é criado por uma incisão horizontal, intrasulcular, sem incisão(ões) de libertação vertical. Este desenho de retalho tem uma aplicação muito limitada na cirurgia perirradicular devido ao acesso cirúrgico limitado que proporciona. As suas principais aplicações na cirurgia endodôntica estão limitadas à reparação de defeitos cervicais (perfurações radiculares, reabsorções, cáries, etc.) e hemisecções e amputações radiculares.

Retalhos Mucoperiosteais Limitados. *Retalho Submarginal Curvo (Semilunar).* O retalho submarginal ou semilunar é formado por uma incisão curva na mucosa alveolar e na gengiva anexa (ver Figura 3-7, E). A incisão começa na mucosa alveolar e estende-se até à gengiva anexa, curvando-se depois novamente para a mucosa alveolar. Não existem vantagens neste desenho de retalho e as suas desvantagens são muitas, incluindo um acesso cirúrgico deficiente e uma cicatrização deficiente da ferida, o que resulta em cicatrizes.

Este desenho de retalho não é recomendado para cirurgia perirradicular.

Retalho retangular recortado submarginal (Luebke-Ochsenbein). O retalho retangular recortado submarginal é uma modificação do retalho retangular em que a incisão horizontal não é colocada no sulco gengival mas na gengiva anexa vestibular ou labial. A incisão horizontal é recortada e segue o contorno da gengiva marginal **acima do sulco gengival livre** (Figura 3-7, D). As principais vantagens deste desenho de retalho são o facto de não envolver a gengiva marginal ou interdentária e o osso da crista não ser exposto. As principais desvantagens são que os vasos sanguíneos orientados verticalmente e as fibras de colagénio são cortados, resultando em mais hemorragia e num maior potencial de retração do retalho, cicatrização retardada e formação de cicatriz.

Ao considerar a utilização deste desenho de retalho, o cirurgião endodôntico deve ter em mente que a incisão horizontal e recortada deve ser colocada e o retalho reposicionado sobre osso sólido. Também deve ser feita uma avaliação cuidadosa de quaisquer bolsas periodontais vestibulares ou labiais para minimizar a possibilidade de deixar tecido gengival não retalhado sem suporte ósseo.

Nunca é demais sublinhar a importância de radiografias de diagnóstico corretamente anguladas quando se considera a utilização deste desenho de retalho. O tamanho e a posição de qualquer perda óssea inflamatória perirradicular também devem ser considerados aquando da colocação da incisão horizontal para garantir que as margens do retalho, quando reaproximadas, serão adequadamente suportadas por osso sólido.

Os defensores deste desenho de retalho sublinham a importância de não envolver a gengiva marginal e o sulco gengival na incisão horizontal, o que pode resultar numa alteração da fixação dos tecidos moles e dos níveis ósseos da crista. Foi relatado, no entanto, que, com a reaproximação adequada dos tecidos reflectidos e uma boa gestão dos tecidos moles, o nível de fixação gengival é minimamente alterado ou inalterado quando são utilizados retalhos mucoperiostais completos.

O elemento chave na prevenção da perda do nível de fixação dos tecidos moles é assegurar que os tecidos ligados à raiz não são danificados ou removidos durante a cirurgia. Também foi relatado que a perda óssea da crista é mínima (cerca de 0,5 mm) quando são utilizados retalhos mucoperiostais completos na cirurgia periodontal. Esses procedimentos podem envolver o posicionamento apical dos retalhos, a excisão da gengiva marginal e o aplainamento radicular, que deve contar com a nova fixação do tecido mole ao cemento. Ao contrário da cirurgia periodontal, a cirurgia endodôntica pode realizar a reinserção que resulta em pouca ou nenhuma perda óssea crestal. Harrison e Jurosky relataram que a crista óssea mostrou reparação óssea completa de defeitos de reabsorção e nenhuma alteração da altura da crista após a cirurgia perirradicular usando um retalho triangular (mucoperiosteal completo). Na ausência de doença periodontal, pode esperar-se um retorno completo à normalidade anatómica e funcional, após a cirurgia perirradicular utilizando desenhos de retalhos triangulares ou rectangulares.[3]

Desenho de retalho para cirurgia palatina. A cirurgia perirradicular a partir de uma abordagem palatina é difícil devido ao acesso visual e operatório limitado do cirurgião a esta área. Os únicos desenhos de retalho indicados para a cirurgia de abordagem palatina são o horizontal (envelope) e o triangular, sendo este último o preferido. A abordagem cirúrgica palatina deve ser limitada aos dentes posteriores. Os dentes anteriores devem ser abordados pela face labial, exceto quando a patologia radicular impõe uma abordagem palatina, por exemplo, a curetagem de um quisto localizado na direção do palato.

A **incisão intrasulcular horizontal** para o retalho triangular deve estender-se anteriormente à face mesial do primeiro pré-molar ou, para o retalho horizontal (envelope), até à linha média. Deve estender-se distalmente tanto quanto necessário para permitir o acesso à raiz palatina envolvida. Uma incisão distal relaxante que se estende alguns milímetros da gengiva marginal em direção à linha média ou sobre a área da tuberosidade pode ser adicionada para obter um melhor acesso e para aliviar a tensão na extensão distal do retalho.

A **incisão vertical de libertação do** retalho triangular deve estender-se a partir de um ponto próximo da linha média e juntar-se à extensão anterior da incisão horizontal mesial ao primeiro pré-molar. Não há validade para as preocupações relativas a um potencial problema de hemorragia com incisões verticais na mucosa palatina na área dos pré-molares. A artéria palatina maior ramifica-se rapidamente à medida que se desloca anteriormente e uma incisão na área dos pré-molares resulta numa interrupção mínima do fornecimento vascular. A mucosa palatina é dura e fibrosa, e a reflexão e retração do retalho podem ser difíceis nesta área. A colocação de uma sutura de sling no tecido retalhado, ligada a um dente ou a um bloco de mordida no lado oposto da arcada maxilar, pode ajudar o cirurgião a melhorar o acesso visual e operatório, eliminando a necessidade de retrair manualmente o retalho durante a realização deste procedimento cirúrgico potencialmente difícil (Figura 3-13).

Incisões. Após a seleção do desenho do retalho, é importante selecionar a lâmina de bisturi adequada para realizar a delicada tarefa de fazer incisões suaves, limpas e atraumáticas. As incisões para a maioria dos retalhos mucoperiosteais para cirurgia perirradicular podem ser efectuadas utilizando uma ou mais de quatro lâminas de bisturi: No. 11, No. 12, No. 15 e No. 15C (Figura 3-14). A incisão horizontal deve ser feita primeiro, seguida das incisões verticais de libertação para completar os perímetros do desenho do retalho.

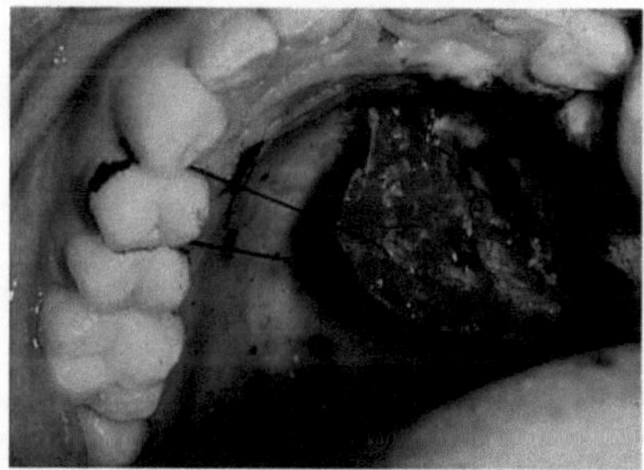

Figura 3-13 Uma única sutura de sling retrai o retalho palatino, dando acesso cirúrgico e libertando as mãos do cirurgião para segurar o espelho bucal e a peça de mão.

A incisão horizontal para um **retalho mucoperiosteal completo** começa no sulco gengival e deve estender-se através das fibras da inserção gengival até ao osso da crista. Deve ter-se o cuidado de assegurar que a papila interdentária é incisada através da **área midcol**, separando a papila vestibular e lingual e incisando as fibras da ligação epitelial ao osso da crista. Como estes tecidos são extremamente delicados e o espaço é muito limitado, esta incisão importante é melhor efectuada com uma lâmina de bisturi pequena, como a n.º 11 ou a n.º 15C (Figura 3-15). Segurando o cabo do bisturi com uma caneta e utilizando apoios para os dedos nos dentes, o cirurgião pode obter o máximo de controlo e estabilidade ao executar estes golpes de incisão delicados. Deve tentar efetuar a incisão horizontal utilizando o menor número de golpes de incisão necessário para minimizar o trauma na gengiva marginal.

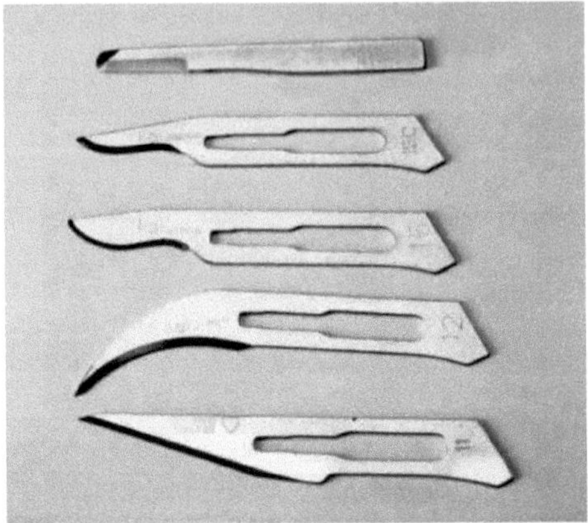

Figura 3-14 Lâminas de bisturi para incisões cirúrgicas. **De cima para baixo:**

Lâmina microcirúrgica, n.º 15C, n.º 15, n.º 12, n.º 11.

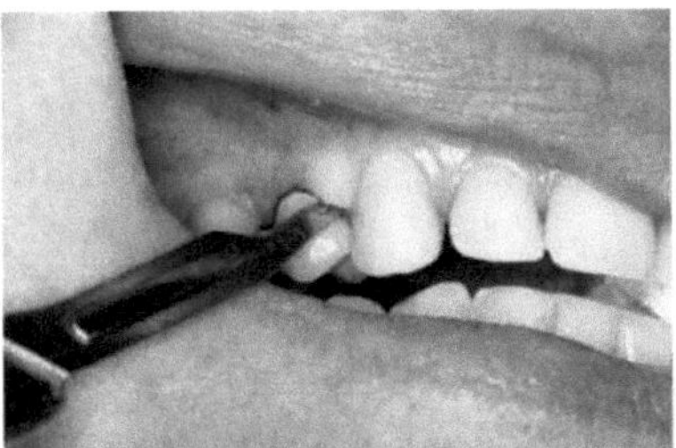

3-15 Lâmina de bisturi n.º 15C colocada no sulco gengival para a incisão horizontal.

A incisão horizontal para um **retalho mucoperiosteal limitado** deve começar na gengiva anexa e ser colocada cerca de 2 mm coronal à junção mucogengival (Figura 3-16). A incisão deve ser **recortada** seguindo o contorno da gengiva marginal. É importante que a incisão horizontal **nunca seja colocada** coronal à profundidade do sulco gengival. A profundidade do sulco gengival deve ser medida antes da colocação deste desenho de retalho. Recomenda-se a utilização da lâmina de bisturi n.º 15 ou n.º 15C para esta incisão. Deve tentar incisar através da gengiva e do periósteo até ao osso cortical, utilizando uma pressão firme e um golpe único e suave. A incisão múltipla resultará num aumento do trauma no tecido gengival, o que, por sua vez, pode contribuir para retardar a cicatrização e a formação de cicatrizes. As incisões de libertação vertical, quer para retalhos mucoperiostais completos ou limitados, devem ser sempre verticais e colocadas entre dentes adjacentes sobre o osso interdentário. **Nunca devem ser colocadas sobre o osso radicular.** A incisão deve penetrar através do periósteo para que este possa ser incluído no retalho. O traçado da incisão deve começar na mucosa alveolar e prosseguir em direção coronal até intersectar a incisão horizontal (Figura 3-17). Contrariamente a um axioma cirúrgico bem enraizado, não é necessário realizar esta incisão num único golpe.[3] Muitas vezes é difícil conseguir uma penetração completa através da gengiva, mucosa, submucosa e periósteo num único golpe de bisturi. Um golpe de incisão inicial que penetre a mucosa e a gengiva pode ser seguido por um segundo que penetre através do periósteo até à superfície do osso cortical. A colocação mais exacta da incisão de libertação vertical resulta frequentemente deste golpe duplo.

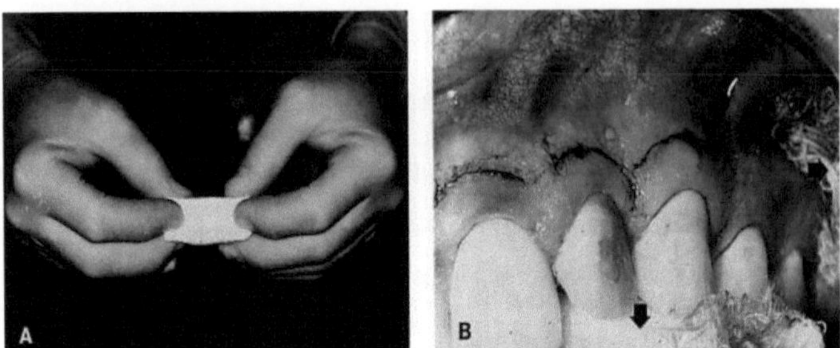

Figura 3-16 A incisão horizontal para o retalho retangular recortado submarginal é colocada na gengiva anexa, imediatamente apical ao sulco gengival livre e segue o contorno da gengiva marginal. O paciente que morde a gaze pode engolir mais facilmente e evita a infiltração de hemorragia.

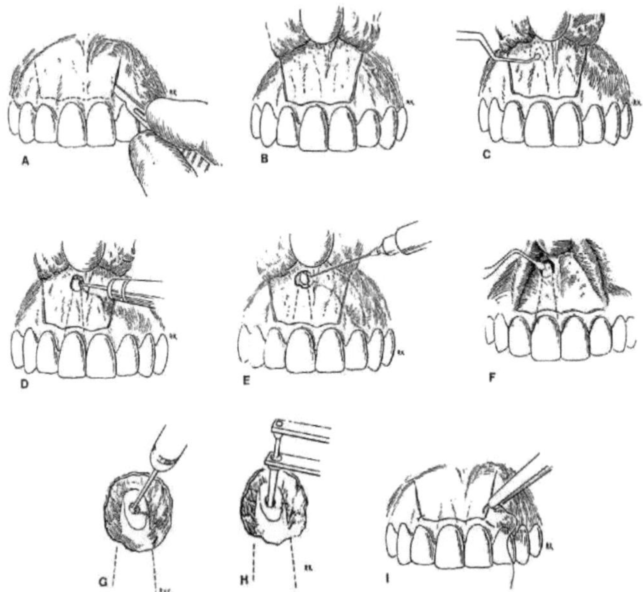

Figura 3-17 A incisão de libertação vertical deve começar na mucosa alveolar e prosseguir na direção coronal até intersectar a incisão horizontal.

Reflexão do retalho. A reflexão dos tecidos moles para retalhos mucoperiostais completos ou limitados é um processo muito crítico no esforço de reduzir o trauma cirúrgico e a morbilidade pós-cirúrgica. A gengiva marginal é muito delicada e facilmente lesionada. Portanto, não é apropriado iniciar o processo reflexivo na incisão horizontal para retalhos mucoperiostais completos. As fibras de inserção radicular supracrestal têm um significado clínico ainda maior do que a gengiva marginal. Estas fibras de fixação radicular são facilmente danificadas ou destruídas por forças de reflexão directas. Os danos a estes tecidos podem resultar na perda da sua viabilidade, permitindo o crescimento epitelial apical ao longo da superfície da raiz. Este crescimento epitelial resultará num aumento da profundidade sulcular e na perda do nível de fixação dos tecidos moles.[3] A manutenção da viabilidade destas fibras de ligação à raiz resultará provavelmente na inalteração dos níveis de ligação dos tecidos moles após a cirurgia.

O início do processo de reflexão do retalho na incisão horizontal para retalhos submarginais não é tão prejudicial para os tecidos moles como no design do retalho completo, uma vez que a incisão horizontal para o primeiro é colocada na gengiva anexa. No entanto, isto resultará na aplicação de forças prejudiciais a um bordo crítico da ferida e deve ser evitado sempre que possível. A incisão horizontal está mais sujeita a um atraso na cicatrização da ferida do que as incisões verticais neste desenho de retalho. O trauma adicional nos tecidos gengivais aderentes durante a reflexão do retalho pode resultar na contração dos tecidos e na cicatrização por segunda intenção, o que resultará numa maior formação de tecido cicatricial. O procedimento de reflexão para o retalho mucoperiosteal limitado deve começar na gengiva anexa da incisão vertical, sempre que possível.

A reflexão do retalho é o processo de separar os tecidos moles (gengiva, mucosa e periósteo) da superfície do osso alveolar. Este processo deve começar na **incisão vertical**, alguns milímetros apicalmente à junção das incisões horizontal e vertical (Figura 3-18). Estão disponíveis vários elevadores periosteais e curetas para a elevação do retalho mucoperiosteal (Figura 3-19). O elevador periosteal de eleição deve ser utilizado para elevar suavemente o periósteo e os seus tecidos superficiais da placa cortical.

Quando estes tecidos tiverem sido levantados da placa cortical e o elevador periosteal puder ser inserido entre eles e o osso, o elevador é então direcionado coronalmente. Isto permite que a gengiva marginal e interdental seja separada do osso subjacente e do bordo da ferida incisional oposta sem aplicação direta de forças de dissecção. Esta técnica permite que todas as forças de reflexão directas sejam aplicadas ao periósteo e ao osso. Esta abordagem à reflexão do retalho é designada por

como **"minando a elevação".**[15]

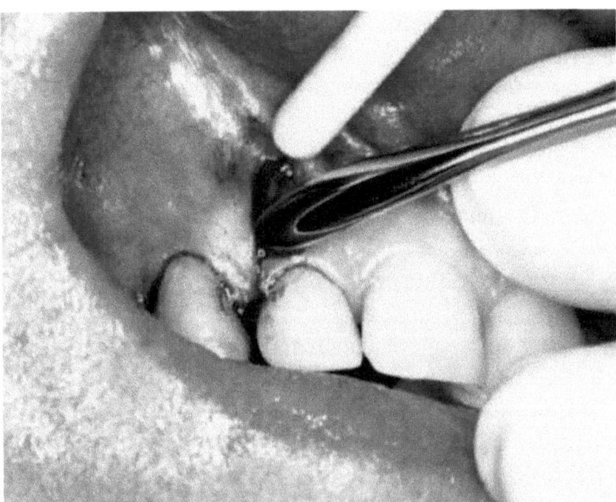

Figura 3-18 A reflexão do retalho começa com o elevador periosteal colocado na gengiva anexa, alguns milímetros apicalmente à junção das incisões vertical e

horizontal.

Esta "elevação do enfraquecimento" deve continuar até que os tecidos gengivais anexados (marginais e interdentários) tenham sido levantados do osso subjacente em toda a extensão da incisão horizontal. Após a reflexão destes tecidos, a elevação dos tecidos moles é continuada numa direção apical, levantando a mucosa alveolar, juntamente **com o periósteo subjacente**, do osso cortical até se conseguir um acesso cirúrgico adequado à área cirúrgica pretendida (Figura 12-24).

Depois de o retalho ter sido totalmente refletido, notar-se-ão pequenas marcas de tecido a sangrar na superfície exposta do osso cortical, especialmente nas áreas de depressão inter-radicular. A hemorragia destes marcadores de tecido pára em poucos minutos e não devem ser danificados ou removidos. A investigação sugere fortemente que **estas marcas de tecido hemorrágicas são tecidos periosteais retidos na cortical** e podem desempenhar um papel importante na cicatrização e na reinserção do retalho no osso cortical.

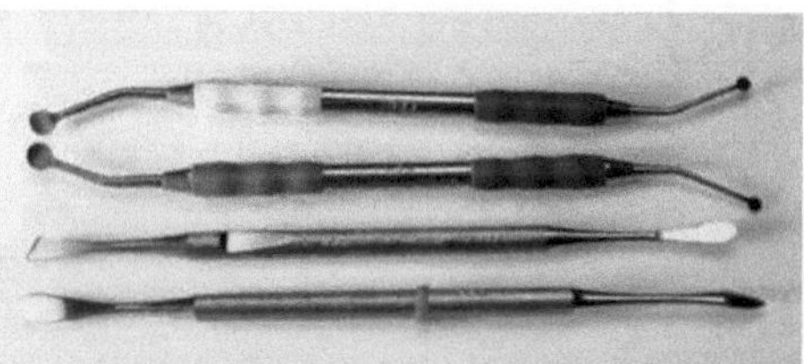

Figura 3-19 Elevadores periosteais para reflexão do retalho. **De cima para baixo:** N.º 1 e N.º 2 (Thompson Dental Mfg. Co.); N.º 2 (Union Broach Co.); N.º 9 (Union Broach Co.).

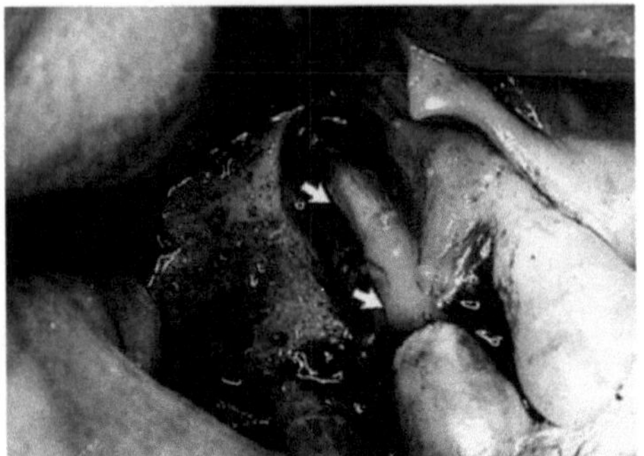

Figura 3-20 O retalho totalmente refletido permite o acesso visual e cirúrgico a todas as superfícies perirradiculares. **As setas** indicam a fratura vertical da raiz.

Na cirurgia **mandibular posterior**, é importante estar ciente da presença do forame **mental** e do seu feixe neurovascular associado. A localização mais comum do forame mental é diretamente inferior à coroa do segundo pré-molar e mesial e inferior ao ápice da sua raiz. O forame mental é visível aproximadamente 75% das vezes em radiografias periapicais. Quando não é visível na radiografia, geralmente está abaixo da borda do filme. Durante a reflexão do retalho na área dos pré-molares inferiores, o cirurgião deve estar atento a alterações subtis na resistência do periósteo à separação do osso cortical. A resistência das fibras de Sharpey, que prendem o periósteo ao osso, à separação resulta numa faixa fina e branca na junção dos tecidos moles abalados e do osso cortical. Uma vez que não existem fibras de Sharpey a ligar o periósteo ao bordo do forame mental, esta banda fina e branca desaparecerá quando o bordo do forame mental for alcançado. A reflexão adicional dos tecidos moles nesta área resultará na identificação do feixe neurovascular à medida que sai do forame. A melhor forma de proteger ao máximo o feixe neurovascular é identificá-lo precocemente durante o processo de reflexão do retalho. Isto permitirá ao cirurgião evitar lesões nestas importantes estruturas anatómicas durante o resto do procedimento cirúrgico.

Retração do retalho. A retração do retalho é o processo de manter em posição os tecidos moles reflectidos. A retração adequada depende da extensão adequada das incisões do retalho e da reflexão adequada do mucoperiósteo. É necessário fornecer acesso visual e operatório aos tecidos perirradiculares e radiculares. O retractor de tecidos deve assentar sempre em **osso cortical sólido** com uma pressão ligeira mas firme. Desta forma, actua como uma barreira mecânica passiva para os tecidos moles reflectidos. Se o retractor se apoiar inadvertidamente no tecido mole da base do retalho, o trauma mecânico da mucosa alveolar pode provocar um atraso na cicatrização e aumentar a morbilidade pós-cirúrgica.[18]

Existem vários retractores de tecidos disponíveis para utilização na cirurgia endodôntica (Figura 3-22). A seleção do tamanho e forma adequados do retractor é importante para minimizar o trauma dos tecidos moles. Se o retractor for demasiado grande, pode traumatizar o tecido circundante. Se o retractor for demasiado pequeno, o tecido em flapping cai sobre o retractor e prejudica o acesso do cirurgião. Isto resulta não só no aumento do trauma dos tecidos moles, mas também no aumento da duração do procedimento cirúrgico. Um princípio axiomático da cirurgia endodôntica é que quanto mais tempo o retalho estiver retraído, maior será a morbidade pós-cirúrgica. Esta é uma conclusão lógica baseada na probabilidade de que o fluxo sanguíneo para os tecidos com retalho seja impedido durante a retração do retalho. Com o tempo, isso resultará em hipóxia e acidose, com o consequente atraso na cicatrização da ferida.

Independentemente de o tempo de retração ser curto ou longo, a superfície periosteal do retalho deve ser irrigada frequentemente com solução salina fisiológica (cloreto de sódio a 0,9%). Deve ser utilizada solução salina em vez de água, uma vez que esta última é hipotónica para os fluidos tecidulares. Não é necessário irrigar a superfície superficial do retalho porque o epitélio escamoso estratificado impede a desidratação desta superfície. Os retalhos mucoperiostais limitados são mais susceptíveis à desidratação e podem necessitar de irrigação mais frequente do que os retalhos mucoperiostais completos.

Gestão de tecidos duros

Após a reflexão e retração do retalho mucoperiosteal, o acesso cirúrgico deve ser feito através do osso cortical até as raízes dos dentes. Quando o osso cortical é fino, como na maxila, uma grande lesão perirradicular pode resultar na perda da placa cortical vestibular ou labial, ou se uma fenestração radicular natural estiver presente, a raiz do dente pode ser visível através da placa cortical. Noutros casos, o osso cortical pode ser muito fino, e a sondagem com uma pequena cureta afiada permitirá a penetração da placa cortical.

A situação mais difícil e desafiadora para o cirurgião endodôntico ocorre quando vários milímetros de osso cortical e esponjoso devem ser removidos para se ter acesso à raiz do dente, especialmente quando não há lesão radiolúcida perirradicular. Vários factores devem ser considerados para determinar a localização da janela óssea nesta situação clínica. O ângulo da coroa do dente em relação à raiz deve ser avaliado. Muitas vezes, o eixo longo da coroa e da raiz não é o mesmo, especialmente quando foi colocada uma coroa protética. Quando uma proeminência ou eminência radicular na placa cortical está presente, a angulação e a posição da raiz são mais facilmente determinadas. A medição de todo o comprimento do dente pode ser obtida a partir de uma radiografia bem angulada e transferida para o local da cirurgia através da utilização de uma régua milimétrica esterilizada. Depois de ter sido criado um pequeno defeito na superfície da placa cortical, pode ser colocado um marcador radiopaco, como um pequeno pedaço de folha de chumbo de um pacote de película radiográfica ou um pequeno pedaço de guta percha, no defeito ósseo e exposta uma radiografia direta (não angulada). O objeto radiopaco fornecerá orientação para a posição do ápice da raiz.

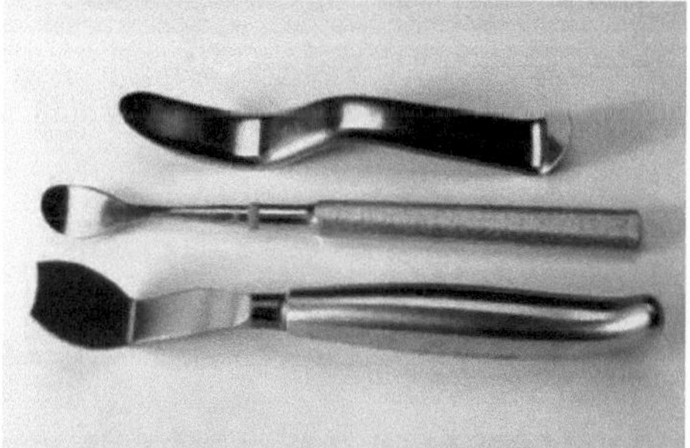

Figura 3-22 Retractores de retalho. **Em cima: N.º** G3 (Hu-Friedy); **Meio:** No. 3 (Hu-Friedy); **em baixo:** Rubinstein (JedMed Co., St. Louis, MO).

Quando a placa cortical está intacta, outro método para localizar o ápice da raiz é localizar primeiro o corpo da raiz substancialmente coronal ao ápice, onde o osso que cobre a raiz é mais fino. Uma vez localizada e identificada a raiz, o osso que a recobre é lenta e cuidadosamente removido com leves pinceladas, trabalhando na direção apical até que o ápice da raiz seja identificado (Figura 3-23). Barnes identificou quatro maneiras pelas quais a superfície da raiz pode ser distinguida do tecido ósseo circundante: (1) a estrutura da raiz geralmente tem uma cor amarelada, (2) as raízes não sangram quando sondadas, (3) a textura da raiz é lisa e dura, em oposição à natureza granular e porosa do osso, e (4) a raiz está rodeada pelo ligamento periodontal.

Em algumas condições clínicas, no entanto, a raiz pode ser muito difícil de distinguir do tecido ósseo circundante. Alguns autores defendem a utilização do corante azul de metileno para ajudar na identificação do ligamento periodontal. Uma pequena quantidade do corante é pintada na área em questão e deixada durante 1 a 2 minutos. Quando o corante é lavado com soro fisiológico, o ligamento periodontal fica corado com o corante, facilitando a identificação da localização da raiz.[17]

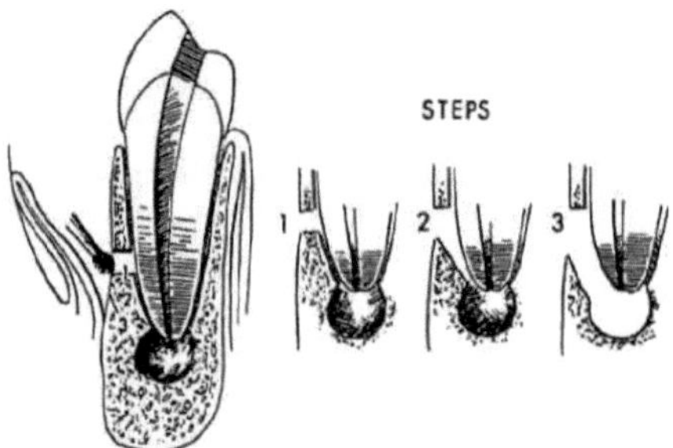

Figura 3-23 A remoção gradual do osso até ao ápice, depois de a raiz ter sido identificada, evita a escavação de raízes ou estruturas adjacentes.

A resposta do tecido ósseo à remoção cirúrgica é complicada e depende de uma série de variáveis. Um fator importante é que o osso no local da cirurgia tem uma diminuição temporária do fornecimento vascular devido ao vasoconstritor anestésico local. Isto faz com que o tecido ósseo seja mais sensível ao calor e menos resistente a lesões. A geração de calor é de grande importância na remoção de tecido ósseo com brocas. As variáveis, tais como a afiação da broca, a velocidade de rotação, o desenho da flauta e a pressão aplicada, terão todas uma influência direta na geração de calor.

A utilização de um **líquido refrigerante** é indispensável para controlar o aumento da temperatura durante a remoção do osso, dissipando o calor gerado e mantendo os canais de corte dos instrumentos livres de detritos. Foram registadas temperaturas ósseas superiores a 100°C durante a remoção de osso com brocas, mesmo quando foi utilizado um líquido refrigerante. Estudos em animais demonstraram que ocorrem alterações vasculares no osso quando as temperaturas excedem os 40°C. O aquecimento do tecido ósseo a mais de 60°C resulta na inativação da fosfatase alcalina, na interrupção do fluxo sanguíneo e na necrose do tecido. Para que o líquido de refrigeração seja eficaz, deve ser direcionado para a cabeça da broca o suficiente para evitar que os resíduos de tecido obstruam as ranhuras.

A forma da broca utilizada para a remoção de osso e o desenho dos seus canais desempenham um papel significativo na cicatrização pós-cirúrgica. O corte de tecido ósseo com **uma broca redonda n.º 6 ou n.º 8** produz menos inflamação e resulta numa superfície de corte mais suave e num tempo de cicatrização mais curto do que quando é utilizada uma broca fissurada ou diamantada. As brocas com a capacidade de cortar de forma nítida e limpa, com o maior espaço entre os canais de corte, independentemente da velocidade de rotação, deixam defeitos que cicatrizam no menor tempo pós-cirúrgico. A quantidade de pressão aplicada ao osso pelas brocas durante a remoção do tecido ósseo terá um efeito direto no calor de fricção gerado durante o processo de corte. As "pinceladas" ligeiras com períodos curtos e múltiplos de corte ósseo maximizarão a eficiência do corte e minimizarão a geração de calor de fricção.

Vários autores afirmaram que, devido ao potencial de contaminação das turbinas de alta velocidade, à insuficiência do líquido de refrigeração dirigido à cabeça da broca e aos problemas de obstrução da visão no local da cirurgia, deve ser utilizada uma peça de mão cirúrgica de baixa velocidade para a remoção óssea, em vez de uma peça de mão de alta velocidade. Atualmente, não existem estudos que apoiem uma base biológica para a utilização de uma peça de mão de baixa velocidade em vez da utilização adequada de uma peça de mão de alta velocidade para a remoção óssea.[2] Na maioria das áreas da boca, o acesso visual é adequado quando se utiliza uma peça de mão de alta velocidade e brocas de comprimento cirúrgico. Em áreas de visibilidade restrita, a utilização de uma peça de mão de alta velocidade com uma cabeça angulada a 45 graus aumenta significativamente a visibilidade.

A peça de mão de alta velocidade Impact Air de 45 graus oferece a vantagem adicional de o ar ser expelido para a parte de trás da turbina em vez de ser direcionado para a broca e para o local da cirurgia (Figura 3-24). Foram publicados vários relatos de casos de enfisema cirúrgico que resultaram em enfisema subcutâneo da face, complicações intratorácicas incluindo pneumomediastino, mediastinite necrosante descendente fatal e síndroma de Lemierre devido à utilização de uma peça de mão dentária de alta velocidade. Os médicos devem estar cientes do espetro deste problema potencial e, especificamente, dos perigos potenciais do ar pressurizado não esterilizado soprado em locais cirúrgicos abertos pela broca dentária.[19]

Ao realizar a cirurgia perirradicular, cirurgiões endodônticos inexperientes, na tentativa de serem conservadores na remoção do tecido ósseo, muitas vezes criam uma janela muito pequena através da placa cortical para expor a raiz do dente. Como resultado, o acesso visual e operatório é prejudicado para a parte mais delicada e crítica da cirurgia: a ressecção da extremidade radicular e a obturação da extremidade radicular. Embora seja aconselhável limitar a remoção de tecido ósseo a não mais do que o necessário, a incapacidade de obter um acesso visual e operatório suficiente resulta no prolongamento do tempo necessário para o procedimento cirúrgico, aumentando o nível de stress do cirurgião, o trauma dos tecidos adjacentes e a morbilidade pós-cirúrgica do doente.

CURETAGEM PERIRRADICULAR

Uma vez que a raiz e o ápice radicular tenham sido identificados e a janela cirúrgica através do osso cortical e medular tenha sido adequadamente estabelecida, qualquer tecido doente deve ser removido da lesão óssea perirradicular. A melhor forma de remover o tecido inflamatório perirradicular é utilizar os vários tamanhos e formas de curetas ósseas cirúrgicas afiadas e curetas periodontais anguladas (Figura 3-25). Vários fabricantes de instrumentos fornecem uma grande variedade de curetas que podem ser usadas para o desbridamento do tecido mole localizado adjacente à raiz. A escolha de curetas específicas é muito subjectiva, e os cirurgiões endodônticos desenvolvem uma preferência pelas curetas que melhor funcionam para eles. É aconselhável, no entanto, ter uma grande variedade de curetas disponíveis no pacote cirúrgico estéril para usar em caso de necessidade.

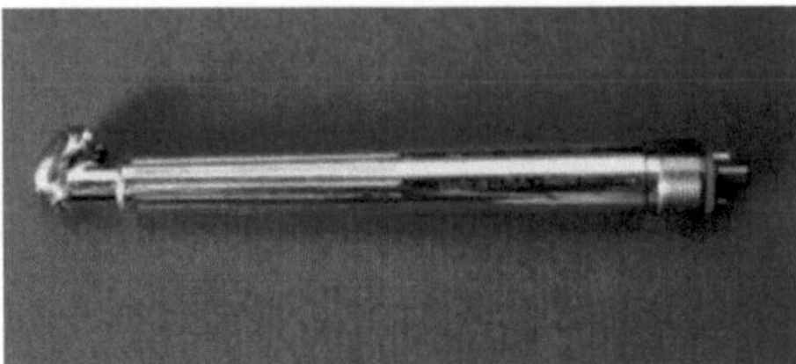

Figura 3-24 Peça de mão Impact Air de 45 graus. O ar é expelido para a parte posterior da turbina e não para o local da cirurgia.

Antes de proceder à curetagem perirradicular, é aconselhável injetar uma solução anestésica local contendo um vasoconstritor na massa de tecido mole. Isto reduzirá a possibilidade de desconforto para o doente durante o processo de desbridamento e servirá também para controlar a hemorragia no local da cirurgia.[20] Poderão ser necessárias injecções adicionais de solução anestésica local se a quantidade de tecido mole a remover for extensa e o controlo da hemorragia for um problema.

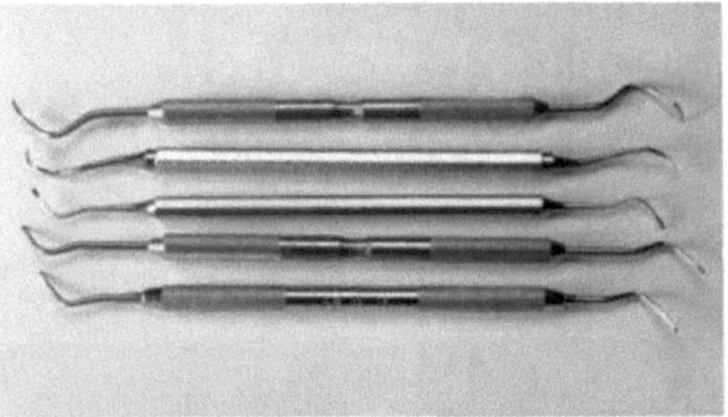

Figura 3-25 Variedade de curetas para remoção de tecido mole inflamatório perirradicular.

A curetagem do tecido mole inflamatório será facilitada se a massa de tecido puder ser removida numa só peça. A penetração da massa de tecido mole com uma cureta resultará num aumento da hemorragia e a fragmentação do tecido resultará numa remoção mais difícil. Para conseguir a remoção de toda a massa de tecido, a maior cureta óssea, consistente com o tamanho da lesão, é colocada entre a massa de tecido mole e a parede lateral da cripta óssea, com a **superfície côncava** da cureta virada para o osso. Deve ser aplicada pressão contra o osso à medida que a cureta é inserida entre a massa de tecido mole e o osso em torno das margens laterais da lesão. Uma vez libertado o tecido mole ao longo da periferia da lesão, a cureta óssea deve ser rodada com a **parte côncava** virada **para o tecido mole** e utilizada de forma raspada para libertar o tecido das paredes profundas da cripta óssea. Mais uma vez, deve ter cuidado para não penetrar na massa de tecido mole com a cureta.[21] Uma vez que o tecido tenha sido destacado das paredes da cripta, a sua remoção pode ser facilitada agarrando-o com um par de pinças para tecidos. O tecido deve ser imediatamente colocado num frasco contendo solução de formalina tamponada a 10% para ser transportado para o laboratório de patologia. Apesar de a maioria das lesões perirradiculares de origem pulpar serem granulomas, quistos radiculares ou abcessos, uma grande variedade de lesões benignas e neoplásicas tem sido recuperada de áreas perirradiculares. Todos os tecidos moles removidos durante a curetagem perirradicular devem ser enviados para exame histopatológico para garantir que não existe nenhuma condição patológica potencialmente grave.

Quando o tecido mole inflamatório perirradicular não pode ser removido como uma massa total, o desbridamento é muito mais difícil e demorado. Como demonstrado por Fish, existe uma quantidade considerável de tecido reparador nas lesões perirradiculares. Embora tenha sido defendido por muitos anos que todo o tecido mole adjacente à raiz deve ser removido durante a cirurgia perirradicular, na teoria e na prática isso pode não ser necessário. Isto é especialmente verdade nos casos em que a lesão invade áreas e estruturas anatómicas críticas, como o seio maxilar, a cavidade nasal, o canal mandibular ou os dentes vitais adjacentes. A curetagem de tecidos moles nestas e noutras áreas anatómicas críticas deve ser evitada.

Ressecção da extremidade da raiz

A ressecção do alvéolo radicular é um componente comum, mas controverso, da cirurgia endodôntica. Historicamente, muitos autores têm defendido a curetagem perirradicular como o tratamento definitivo na cirurgia endodôntica **sem ressecção da extremidade radicular**. A sua fundamentação para esta abordagem centrou-se principalmente na necessidade de manter uma cobertura cementária na superfície da raiz e de manter o maior comprimento possível da raiz para a estabilidade do dente. De acordo com Gutmann e Harrison, não há estudos disponíveis para apoiar nenhuma dessas preocupações. A lógica da curetagem perirradicular como um procedimento terminal para proteger o comprimento da raiz e garantir a presença de cemento é, portanto, altamente questionável, especialmente se a fonte de irritação perirradicular ainda estiver dentro do sistema de canais radiculares. Outros autores afirmam que a curetagem perirradicular per se, sem a ressecção e obturação da extremidade radicular, nunca deve ser considerada um tratamento terminal na cirurgia perirradicular, a menos que esteja associada a um tratamento ortogrado concomitante do canal radicular.[22]

Indicações. Existem muitas indicações declaradas na literatura para a **ressecção da extremidade radicular** como parte da cirurgia perirradicular endodôntica. Essas indicações podem ser classificadas como biológicas ou técnicas. el-Swiah e

Walker relataram um estudo retrospetivo que avaliou os fatores clínicos envolvidos na decisão de realizar ressecções radiculares em 517 dentes de 392 pacientes. Eles relataram que os fatores biológicos constituíram 60% do total, enquanto os fatores técnicos constituíram 40%. Os factores biológicos mais comuns foram os sintomas persistentes e a presença contínua de uma lesão perirradicular. Os factores técnicos mais comuns que contribuíram para a necessidade de ressecções radiculares foram os pinos inter-radiculares, os dentes coroados sem pinos, os materiais de obturação dos canais radiculares irrecuperáveis e os acidentes de procedimento.

Existem três factores importantes que o cirurgião endodôntico deve considerar antes de realizar uma ressecção da extremidade da raiz: (1) instrumentação, (2) extensão da ressecção da extremidade da raiz e (3) ângulo da ressecção.[23]

Instrumentação. A escolha do tipo de broca e a utilização de uma peça de mão de baixa ou alta velocidade para a ressecção da extremidade da raiz merecem alguma consideração (Figura 3-26) Ingle et al. recomendaram que a ressecção da extremidade da raiz é melhor realizada com a utilização de uma broca de fissura cónica n.º 702 ou uma broca redonda n.º 6 ou n.º 8 numa peça de mão reta de baixa velocidade. Afirmaram que uma broca redonda grande era excelente para este procedimento porque era facilmente controlada e evitava a goivagem e a formação de ângulos de linha acentuados. Gutmann e Harrison, no entanto, afirmaram que a utilização de uma peça de mão de baixa velocidade para a ressecção da extremidade da raiz pode ser muito difícil de controlar, a menos que se obtenha um bom descanso para os dedos e se utilize uma broca afiada. Sugeriram a utilização de uma peça de mão de alta velocidade e uma broca de fissura plana de comprimento cirúrgico. Gutmann e Pitt Ford afirmaram que, apesar de terem sido recomendados vários tipos de brocas para as ressecções da extremidade radicular, não existem provas que sustentem uma vantagem de um tipo de broca sobre outro no que respeita à resposta de cicatrização dos tecidos. No entanto, durante anos, a prática clínica favoreceu uma superfície radicular lisa, plana e ressecada.[24]

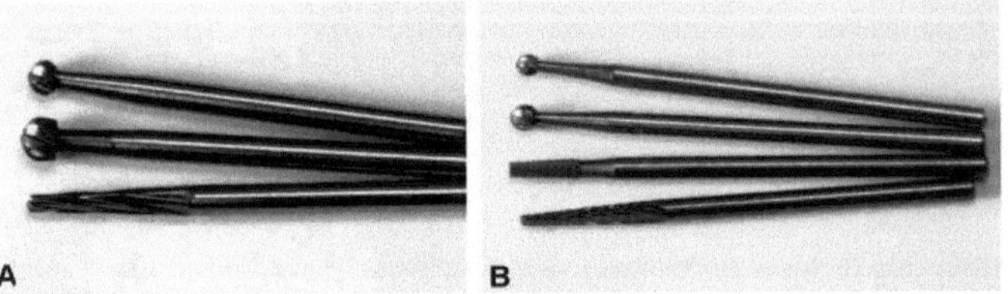

Figura 12-30 Brocas para remoção de tecido duro. **A,** FG n.º 6, n.º 8, n.º H267 (Brassler). **B,** SHP N.º 6, N.º 8, broca de fissura de corte cruzado, broca de fissura simples. As brocas com espaços maiores entre os canais de corte resultam numa menor obstrução da broca com detritos, reduzindo assim o desenvolvimento de calor de fricção.

Nedderman et al. utilizaram o microscópio eletrónico de varrimento (SEM) para avaliar a face da raiz ressecada e as obturações de guta-percha após a ressecção da extremidade da raiz com vários tipos de brocas, utilizando peças de mão de alta e baixa velocidade. Relataram que a utilização de brocas redondas em ambas as velocidades resultou em escavação ou escavação da superfície da raiz. As brocas de fissura transversal, em ambas as velocidades, produziram as superfícies radiculares ressecadas mais rugosas, com a guta-percha a ser espalhada pela face da raiz. As brocas de fissura **simples**, tanto a alta como a baixa velocidade, produziram a superfície radicular ressecada **mais lisa**, com brocas de fissura simples e uma peça de mão de baixa velocidade resultando na **menor distorção da guta-percha**.

Morgan e Marshall relataram um estudo que comparou a topografia das superfícies radiculares ressecadas utilizando brocas n.º 57, Lindeman ou Multi-purpose. Foram efectuadas comparações adicionais após refinamentos com uma broca de acabamento de carboneto multi-canelada ou uma broca de acabamento de diamante ultrafino. As superfícies radiculares ressecadas foram examinadas por microscopia ótica com uma ampliação de 20 □ para verificar a suavidade e as irregularidades. Os seus resultados indicaram que a **broca Multi-purpose** produziu uma superfície mais lisa e uniplanar do que a broca No.

57 broca e causou menos danos a

A broca de acabamento de carboneto multiflutuado tendeu a melhorar a suavidade da face radicular ressecada, enquanto a broca de diamante ultrafino tendeu a tornar a superfície áspera. A broca de acabamento de carboneto multiflutuado tendeu a melhorar a suavidade da face da raiz ressecada, enquanto o diamante ultrafino tendeu a tornar a superfície áspera.

Desde que Theodore H. Maiman produziu a amplificação da luz por emissão estimulada de radiação (LASER) em 1960, os lasers têm encontrado aplicação em muitas áreas da indústria e da medicina. A tecnologia laser desenvolveu-se muito rapidamente e está agora a ser utilizada em vários campos da medicina dentária. A maioria dos lasers utilizados em medicina dentária funciona nas regiões infravermelha ou visível do espetro eletromagnético. Estes lasers actuam produzindo um efeito térmico. Isto significa que o raio laser, quando absorvido, tem a capacidade de coagular, vaporizar ou carbonizar o tecido alvo. É importante notar que diferentes tipos de lasers podem ter efeitos diferentes no mesmo tecido e que o mesmo laser pode ter efeitos diferentes em diferentes tecidos.[25]

Recentemente, muitos investigadores têm estudado e relatado os efeitos in vitro e in vivo da aplicação de energia laser para ressecções de extremidades radiculares em cirurgia perirradicular endodôntica. Uma equipa de investigadores da Universidade Médica e Dentária de Tóquio, no Japão, relatou um estudo in vitro utilizando o laser Er:YAG para ressecções de extremidades radiculares. Relataram que não havia camada de esfregaço ou detritos nas superfícies radiculares ressecadas preparadas pela utilização do laser Er:YAG. No entanto, foram deixados smear layer e detritos nas superfícies radiculares preparadas com uma broca de fissura.

Komori e colaboradores relataram um estudo in vitro que avaliou a utilização do laser Er:YAG e do laser Ho:YAG para ressecções da extremidade radicular. Referiram que o laser Er:YAG produziu superfícies radiculares lisas, limpas e ressecadas, sem quaisquer sinais de danos térmicos. O laser Ho:YAG, no entanto, produziu sinais de danos térmicos e grandes espaços vazios entre as obturações de guta-percha do canal radicular e as paredes do canal radicular.

Moritz e colaboradores relataram um estudo in vitro que avaliou a utilização do laser de dióxido de carbono (CO2) como auxiliar na realização de ressecções de extremidades radiculares. Escolheram o laser porque tinha sido demonstrado anteriormente que tinha um efeito de selagem nos túbulos dentinários. Os seus resultados indicaram que a utilização do laser de CO2 como adjuvante após a ressecção da extremidade da raiz com uma broca de fissura resultou numa diminuição da permeabilidade da dentina, medida pela penetração do corante e pelo selamento dos túbulos dentinários determinado pelo exame SEM. A sua conclusão foi que o tratamento com laser de CO2 prepara de forma óptima a superfície da extremidade radicular ressecada para receber uma obturação da extremidade radicular porque sela os túbulos dentinários, elimina nichos para o crescimento bacteriano e esteriliza a superfície radicular.[22]

Maillet e colaboradores avaliaram a resposta do tecido conjuntivo à cicatrização adjacente à superfície da dentina cortada por um laser Nd:YAG versus dentina cortada por uma broca de fissura. Discos de raízes humanas com 3,5 mm de espessura foram implantados no tecido subcutâneo dorsal de ratos durante 90 dias. Os discos foram então recuperados, com o tecido circundante, em vários momentos. O tecido contra as superfícies dentinárias cortadas foi avaliado quanto à extensão da inflamação e à espessura da cápsula fibrosa por microscopia ótica. Os seus resultados mostraram um aumento estatisticamente significativo da inflamação e da espessura da cápsula fibrosa adjacente às superfícies de dentina cortadas com o laser Nd:YAG em comparação com as superfícies cortadas com broca.

Miserendino apresentou um relato de caso em que o laser de CO2 foi utilizado para efetuar uma ressecção da extremidade da raiz e para esterilizar a porção apical não preenchida do espaço do canal radicular. Afirmou que os fundamentos para a utilização do laser na cirurgia endodôntica perirradicular incluem (1) melhoria da hemostase e visualização simultânea do campo operatório, (2) potencial esterilização do ápice radicular contaminado, (3) potencial redução da permeabilidade da dentina da superfície radicular, (4) redução da dor pós-operatória e (5) redução do risco de contaminação do local cirúrgico através da eliminação da utilização de peças de mão de turbina de ar que produzem aerossóis. Concluiu que os resultados iniciais do uso clínico do laser de CO2 para cirurgia endodôntica perirradicular confirmam os achados laboratoriais in vitro anteriores e indicam que é necessário um estudo mais aprofundado da aplicação de lasers para procedimentos microcirúrgicos em endodontia.

Komori e colaboradores relataram recentemente oito pacientes (13 dentes) nos quais o laser Er:YAG foi utilizado para ressecções de extremidades radiculares em cirurgia endodôntica perirradicular. Relataram que todos os procedimentos foram realizados sem a utilização de uma peça de mão dentária de alta ou baixa velocidade. Embora a velocidade de corte do laser fosse um pouco mais lenta do que com o uso de brocas, as vantagens do laser incluíam a ausência de desconforto e vibrações, menor chance de contaminação do sítio cirúrgico e menor risco de trauma ao tecido adjacente (Figura 3-27).[25]

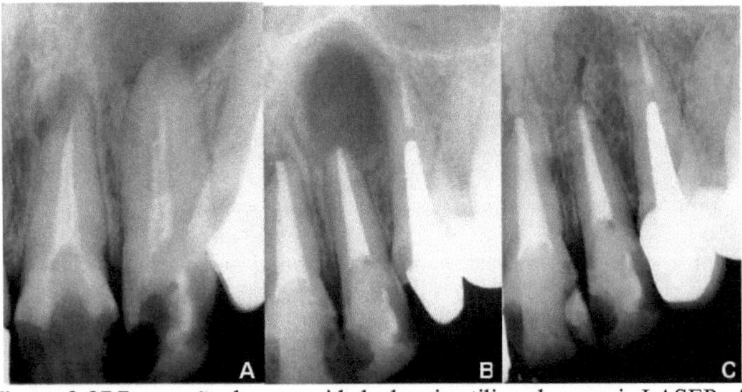

Figura 3-27 Ressecção da extremidade da raiz utilizando energia LASER. **A,** Radiografia pré-tratamento revelando tratamentos endodônticos fracassados com lesões inflamatórias perirradiculares. **B,** Radiografia após o retratamento endodôntico e a ressecção da extremidade radicular dos dentes nº 9 e nº 10 usando o laser Er:YAG. **C, Radiografia** pós-cirúrgica de 26 meses revelando boa cicatrização perirradicular.

Extensão da ressecção da extremidade da raiz. A apresentação clássica de William Hunter sobre o papel da sépsis e da antissepsia na medicina teve um impacto que durou muitos anos na extensão das ressecções da extremidade radicular na cirurgia peri-radicular. Historicamente, acreditava-se que a não remoção de todos os focos de infeção poderia resultar na persistência do processo da doença. Uma vez que a porção da raiz que se estendia até ao tecido doente estava "infetada" e o cemento estava "necrótico", era necessário ressecar a raiz até ao nível do osso saudável. Andreasen e Rud, em 1972, não conseguiram demonstrar a validade desse conceito. Os seus resultados indicaram que não havia correlação entre a presença de microrganismos nos túbulos dentinários e o grau de inflamação perirradicular.

A extensão da ressecção da extremidade radicular será determinada por uma série de factores variáveis que o cirurgião dentista deve avaliar individualmente, caso a caso. Não é clinicamente aplicável definir uma quantidade pré-determinada de remoção da extremidade radicular que seja apropriada para todas as situações clínicas. Os seguintes factores devem ser considerados ao determinar a extensão apropriada da ressecção da extremidade da raiz na cirurgia perirradicular:

1. Acesso visual e operatório ao local da cirurgia (exemplo: ressecção da raiz vestibular do primeiro pré-molar superior para obter acesso à raiz lingual).
2. Anatomia da raiz (forma, comprimento, curvatura).
3. Número de canais e sua posição na raiz (exemplo: raiz vestibular mesial dos molares superiores, raízes mesiais dos molares inferiores, incisivos inferiores com dois canais).

4. Necessidade de colocar uma obturação na extremidade da raiz rodeada de dentina sólida (porque a maioria das raízes tem uma forma cónica, à medida que a extensão da ressecção da extremidade da raiz aumenta, a área de superfície da face da raiz ressecada aumenta).
5. Presença e localização do erro de procedimento (por exemplo: perfuração, saliência, instrumento separado, extensão apical da obturação ortógrada do canal radicular).
6. Presença e extensão de defeitos periodontais.
7. Nível da crista óssea remanescente.

O cirurgião endodôntico deve estar constantemente ciente de que a conservação da estrutura do dente durante a ressecção da extremidade da raiz é desejável; no entanto, a conservação da raiz não deve comprometer os objectivos do procedimento cirúrgico (Figura 3-28).[26]

Ângulo de ressecção da extremidade da raiz. Historicamente, os manuais de endodontia e outra literatura têm recomendado que o ângulo das ressecções da extremidade da raiz, quando utilizado na cirurgia perirradicular, deve ser de 30 graus a 45 graus a partir do eixo longo da raiz, virado para o aspeto vestibular ou facial da raiz. O objetivo das ressecções anguladas da extremidade da raiz era proporcionar uma maior visibilidade da extremidade da raiz ressecada e acesso operatório para permitir ao cirurgião realizar uma preparação da extremidade da raiz com uma broca numa peça de mão de baixa velocidade.

Mais recentemente, vários autores apresentaram evidências indicando que o biselamento da extremidade radicular resulta na abertura de túbulos dentinários na superfície radicular ressecada que podem se comunicar com o espaço do canal radicular e resultar em fuga apical, mesmo quando uma obturação da extremidade radicular foi colocada. Ichesco e colaboradores, utilizando uma análise espectrofotométrica da penetração do corante, concluíram que a extremidade radicular ressecada de um dente tratado endodonticamente apresentava mais fuga apical do que um dente sem ressecção da extremidade radicular. Beatty, usando um método semelhante de análise da penetração do corante, examinou a fuga apical em diferentes ângulos de ressecção da extremidade radicular e relatou que ocorreu uma fuga significativamente maior nas raízes em que a obturação da extremidade radicular não se estendeu até a altura do bisel. Vertucci e Beatty propuseram que os túbulos dentinários expostos podem constituir uma via potencial para a fuga apical.[27]

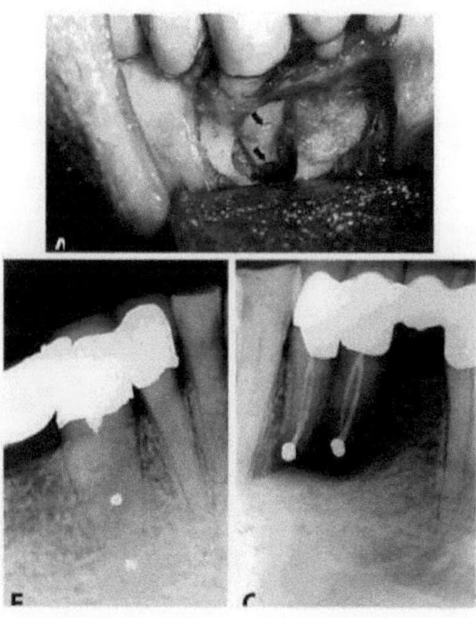

Figura 3-28 A, pilar do canino mandibular com dois canais (**setas**) na exposição cirúrgica. **B, Recapitulação** de um ano de **A,** com cicatrização completa. **C,** Incisivos mandibulares com dois canais servindo como pilares duplos. Retropreenchimentos maiores obturam dois forames para salvar o caso.

Tidmarsh e Arrowsmith examinaram a superfície da raiz cortada após ressecções da extremidade da raiz em ângulos entre 45 graus e 60 graus, a aproximadamente 3 mm do ápice da raiz. Utilizando microscopia eletrónica de varrimento, relataram a presença de uma média de 27.000 túbulos dentinários por mm^2 na face da ressecção da extremidade da raiz a meio caminho entre o canal radicular e a junção dentina-cemento.

Gagliani e colaboradores avaliaram a fuga apical medida pela penetração do corante em dentes extraídos com ressecções da extremidade da raiz em ângulos de 45 e 90 graus a partir do longo eixo da raiz. Os seus resultados indicaram um aumento estatisticamente significativo da fuga que se estendia ao espaço do canal radicular através dos túbulos dentinários nos dentes com ressecções da extremidade da raiz com um ângulo de 45 graus. Concluíram que, ao aumentar o ângulo da ressecção da extremidade da raiz em relação ao longo eixo da raiz, o número de túbulos dentinários expostos aumenta. Se a infeção persistir no sistema de canais radiculares coronalmente à obturação da extremidade radicular, a probabilidade de bactérias e/ou subprodutos bacterianos se espalharem para fora do canal radicular é elevada.

Independentemente do ângulo ou da extensão da ressecção da extremidade da raiz, é extremamente importante que a ressecção seja completa e que nenhum segmento da raiz fique por ressecar. O potencial para uma ressecção incompleta da extremidade da raiz é especialmente elevado nos casos em que a raiz é larga na sua dimensão labial-lingual e em que o acesso cirúrgico e a visibilidade são prejudicados. Carr e Bentkover afirmaram que a falha em cortar completamente a raiz no sentido vestibulolingual é um dos erros mais comuns na cirurgia perirradicular. Uma vez alcançada a extensão desejada e o bisel da ressecção da extremidade da raiz, a face da superfície da raiz ressecada deve ser cuidadosamente examinada para verificar se a ressecção circunferencial completa foi realizada. Isto pode ser conseguido utilizando um explorador fino e afiado ou a ponta de um raspador Morse guiado à volta da periferia da superfície radicular ressecada. Se houver dúvidas quanto à ressecção completa, pode aplicar uma pequena quantidade de corante azul de metileno na superfície radicular durante 5 a 10 segundos. Depois de a área ter sido irrigada com soro fisiológico estéril, o ligamento periodontal aparecerá azul escuro, realçando assim o contorno da raiz.[28]

Preparação da extremidade da raiz

O objetivo de uma preparação da extremidade da raiz na cirurgia perirradicular é criar uma cavidade para receber uma obturação da extremidade da raiz. Historicamente, os preparos radiculares têm sido realizados através da utilização de pequenas brocas cónicas redondas ou invertidas numa peça de mão miniatura ou reta de baixa velocidade. Um dos principais objectivos de uma preparação da extremidade da raiz é que esta seja colocada paralelamente ao longo eixo da raiz. É raro que exista acesso suficiente para permitir que uma broca num contra-ângulo ou numa peça de mão reta seja inserida no **longo eixo** da raiz. Estes preparos são quase sempre colocados obliquamente na raiz com um risco elevado de perfuração para a lingual.

Para uma preparação adequada da extremidade radicular, é importante que o cirurgião endodôntico tenha um conhecimento profundo da morfologia do canal radicular do dente a ser tratado. Os dentes incisivos com raízes únicas e canais únicos têm, na maioria das vezes, um sistema de canais radiculares simples e descomplicado, com exceção dos canais laterais ou acessórios, normalmente localizados no terço apical da raiz.[29]

As raízes com canais múltiplos, no entanto, têm o potencial de ter sistemas de canais radiculares mais complicados. Pode existir um istmo ou anastomose entre dois canais radiculares na mesma raiz. Esta ligação do istmo, quando ocorre, torna-se um fator importante na capacidade de limpar e desbridar completamente estes sistemas de canais radiculares (Figura 3-29). Também se torna um fator significativo na conceção e colocação da preparação da extremidade da raiz. Se existir um istmo e não for incluído na preparação da extremidade da raiz, o tecido pulpar necrótico remanescente e os detritos podem ser um nidus para a infeção recorrente e subsequente fracasso do tratamento. A utilização de corante azul de metileno colocado na superfície da raiz ressecada também pode ajudar na deteção de um istmo existente no canal radicular.[27]

Vários autores relataram estudos que investigaram a incidência real da presença de um istmo entre dois canais radiculares na mesma raiz. Esses relatos indicam que a raiz mesial do primeiro molar inferior tem a maior incidência, com 89%, seguida pela raiz mesiovestibular do primeiro molar superior, com 52%. No passado, a existência de um istmo de canal era frequentemente ignorada e, quando identificada, era difícil de preparar com a preparação tradicional com broca. O reconhecimento e o manejo adequado de um istmo de canal é um fator importante que pode afetar o sucesso da cirurgia perirradicular envolvendo raízes com dois ou mais canais.

Instrumentação. As técnicas de preparação da extremidade radicular têm historicamente envolvido uma recomendação para que o cirurgião endodôntico, após a ressecção da extremidade radicular, examine a obturação do canal radicular para determinar a qualidade do selamento. A avaliação adequada da qualidade do selamento de uma obturação do canal radicular requer medições na área dos microns, e atualmente não possuímos estas capacidades a nível clínico. Estudos SEM demonstraram que o ato de **ressecção da extremidade da raiz perturba o selamento da guta-percha. Por conseguinte, recomenda-se a** preparação e a colocação de **uma obturação da extremidade radicular** sempre que tenha sido efectuada uma ressecção da extremidade radicular.[30]

Os preparos radiculares devem aceitar materiais de obturação que vedem de forma previsível o sistema de canais radiculares dos tecidos perirradiculares. Carr e Bentkover definiram um preparo radicular ideal como um preparo de classe I com pelo menos 3,0 mm de profundidade na dentina radicular, com paredes paralelas e coincidentes com o contorno anatómico do espaço pulpar.[28] Eles também identificaram cinco requisitos que um preparo radicular deve cumprir:

1. Os 3 mm apicais do canal radicular devem ser limpos e modelados de fresco.
2. A preparação deve ser paralela e coincidente com o contorno anatómico do espaço pulpar.

3. Deve ser criado um formulário de retenção adequado.

4. Todo o tecido do istmo, quando presente, deve ser removido.

5. As paredes dentinárias remanescentes não devem ser enfraquecidas.

Para que os preparos radiculares sejam bem-sucedidos, o cirurgião endodôntico deve ser bem versado tanto na morfologia radicular quanto na anatomia do sistema de canais radiculares. Os dentes que requerem cirurgia perirradicular são frequentemente aqueles em que a anatomia é invulgar ou complexa.

Preparação da broca. A técnica tradicional de preparação da cavidade da extremidade da raiz envolveu a utilização de uma peça de mão miniatura contra-ângulo ou reta e uma pequena broca cónica redonda ou invertida. O objetivo era preparar uma cavidade de classe I ao longo do eixo da raiz dentro dos limites do canal radicular. A profundidade recomendada para a preparação variava entre 1 e 5 mm, sendo 2 a 3 mm a mais comummente recomendada.

A capacidade do cirurgião endodôntico para preparar uma cavidade de classe I paralela ao longo eixo da raiz com uma peça de mão contra-ângulo em miniatura pode ser difícil e depende do acesso físico disponível à volta do ápice da raiz. De acordo com Arens et al., isto requer um mínimo de 10 mm acima ou abaixo do ponto de entrada. Conseguir isto com uma peça de mão reta é virtualmente impossível.[26] Estas preparações são mais frequentemente colocadas obliquamente na raiz, resultando num risco de perfuração e/ou enfraquecimento das paredes da dentina, e predispondo a uma possível fratura da raiz (Figura 3-33, A).

Preparo radicular ultra-sônico. As técnicas de preparação ultra-sónica da extremidade radicular foram desenvolvidas numa tentativa de resolver as principais inadequações e deficiências da preparação tradicional com broca. A utilização de instrumentos ultra-sónicos durante a cirurgia perirradicular foi relatada pela primeira vez por Richman em 1957, quando utilizou um cinzel ultrassónico para remover osso e ápices radiculares. Este conceito foi posteriormente desenvolvido por Bertrand e colegas em 1957, quando relataram a utilização de pontas de raspagem periodontal ultra-sónicas modificadas para preparações de extremidades radiculares em cirurgia perirradicular. Recentemente, foram desenvolvidos instrumentos ultra-sónicos especialmente concebidos para a preparação das extremidades radiculares, que estão disponíveis em vários fabricantes de instrumentos (Figura 334). A sua utilização tornou-se muito popular e parecem ter muitas vantagens em relação ao preparo tradicional com broca, tais como menor tamanho de preparo, menor necessidade de biselamento da extremidade da raiz, um preparo mais profundo e paredes mais paralelas para melhor retenção do material de preenchimento da extremidade da raiz (Figura 3-33, B).

Após a ressecção da extremidade da raiz ter sido concluída, todo o tecido mole que precisa de ser removido ter sido curetado da lesão e ter sido obtida uma hemostase adequada, a face da raiz ressecada deve ser cuidadosamente examinada.[29] O uso de **ampliação** e coloração com corante azul de metileno ajudará na identificação de portais de saída adicionais, anatomia aberrante e/ou istmos não prontamente aparentes. Deve planear-se um desenho de cavidade adequado e identificar o seu contorno gravando-o ligeiramente na dentina da face da raiz ressecada com a ponta afiada de uma ponta de ultra-sons CT-5 sem irrigação para melhorar a visão.

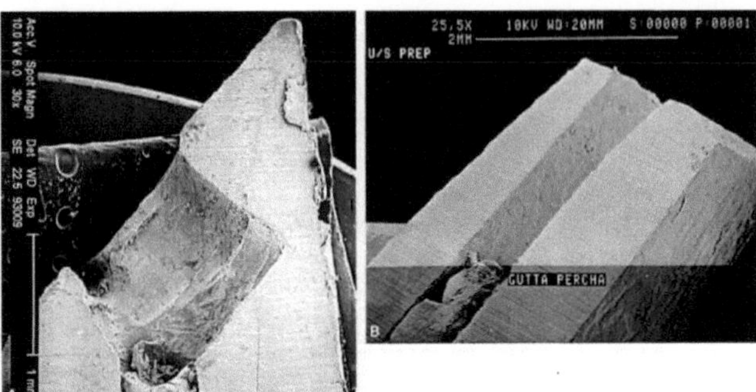

Figura 3-33 Comparação entre preparações radiculares com broca e ultra-sónicas. **A, A preparação com broca** mostra uma cavidade grande preparada obliquamente ao canal com uma broca cónica invertida n.º 331-2. **B, a preparação** ultra-sónica mostra uma preparação limpa paralela ao canal. Micrografia eletrónica de varrimento.

Depois de estabelecido o contorno da preparação da extremidade da raiz, esta deve ser aprofundada com uma ponta de ultra-sons de tamanho e ângulo adequados, com irrigação, na configuração de potência mais baixa possível para conseguir a remoção da dentina e do material de preenchimento do canal radicular. Deverá utilizar um toque ligeiro com um movimento tipo escova, o que facilitará a máxima eficiência de corte e reduzirá a pressão contra a superfície da raiz. Deve prestar especial atenção e cuidado à remoção de todo o material de obturação do canal radicular nas paredes laterais da preparação da cavidade da extremidade radicular, **especialmente na parede labial ou facial**. Esta é uma área vulnerável **na qual o material de obturação do canal radicular ou os detritos são frequentemente deixados**, resultando numa vedação comprometida da extremidade radicular.

No final da preparação da extremidade da raiz, esta deve ser cuidadosamente irrigada com soro fisiológico estéril, seca e examinada, de preferência com **ampliação**, para verificar a sua qualidade e limpeza. Pequenos espelhos de superfície frontal são um complemento benéfico para este processo de exame (Figura 3-35). A instrumentação ultra-sónica da cavidade da extremidade radicular, realizada corretamente, produz preparos conservadores, lisos e com paredes quase paralelas (Figura 3-36). Num estudo que envolveu o exame SEM, foi relatado que os preparos da extremidade da raiz utilizando a instrumentação ultra-sónica estavam contaminados com menos detritos e camada de esfregaço do que os preparados utilizando uma broca.[31] A instrumentação ultra-sónica também resultou em cavidades na extremidade da raiz que seguiram a direção ou o canal radicular mais de perto do que as preparadas com uma broca (ver Figura 3-33, B).

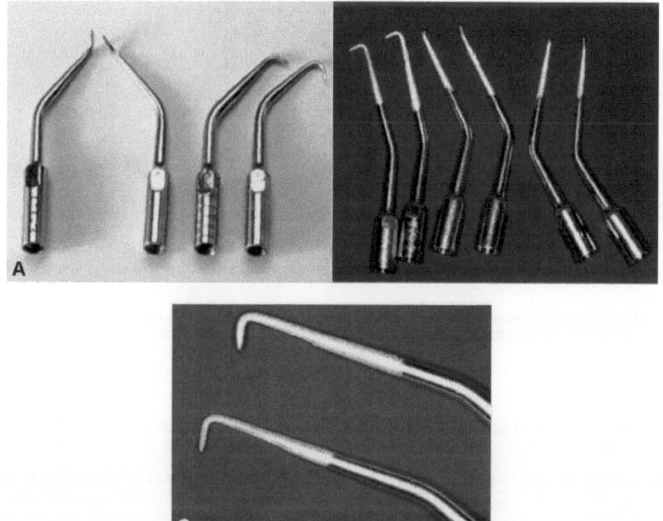

Figura 3-34 Pontas de ultra-sons. **A, Pontas de ultra-sons** desenvolvidas pelo Dr. Gary Carr (Excellence in Endodontics, San Diego, CA). Disponível com pontas lisas ou com revestimento de diamante. **B,** instrumentos ultra-sónicos KiS Microsurgical (Obtura Spartan, Fenton, MO). As pontas são revestidas com nitreto de zircónio para um corte mais rápido da dentina com menos energia ultra-sónica. **C,** Grande plano dos instrumentos ultra-sónicos microcirúrgicos KiS.

Após a ressecção da extremidade da raiz ter sido concluída, todo o tecido mole que precisa de ser removido ter sido curetado da lesão e a hemostase adequada ter sido alcançada, a face da raiz ressecada deve ser cuidadosamente examinada. O uso de **ampliação** e coloração com corante azul de metileno ajudará na identificação de portais de saída adicionais, anatomia aberrante e/ou istmos não prontamente aparentes. Deve planear-se um desenho de cavidade adequado e identificar o seu contorno gravando-o ligeiramente na dentina da face da raiz ressecada com a ponta afiada de uma ponta de ultra-sons CT-5 sem irrigação para melhorar a visão.

Depois de estabelecido o contorno da preparação da extremidade da raiz, esta deve ser aprofundada com uma ponta de ultra-sons de tamanho e ângulo adequados, com irrigação, na configuração de potência mais baixa possível para conseguir a remoção da dentina e do material de preenchimento do canal radicular. Deve utilizar um toque ligeiro com um movimento tipo escova, o que facilitará a máxima eficiência de corte e reduzirá a pressão contra a superfície da raiz. Deve ter especial atenção e cuidado relativamente à remoção de todo o material de obturação do canal radicular nas paredes laterais da preparação da cavidade da extremidade radicular, **especialmente na parede labial ou facial**. Esta é uma área vulnerável **na qual o material de obturação do canal radicular ou os detritos são frequentemente deixados**, resultando numa vedação comprometida da extremidade radicular.[32]

No final da preparação da extremidade da raiz, esta deve ser cuidadosamente irrigada com soro fisiológico estéril, seca e examinada, de preferência com **ampliação**, para verificar a sua qualidade e limpeza. Pequenos microespelhos na superfície frontal são um complemento benéfico para este processo de exame (Figura 3-35). A instrumentação ultra-sónica da cavidade da extremidade radicular, realizada corretamente, produz preparos conservadores, lisos e com paredes quase paralelas (Figura 3-36). Num estudo que envolveu o exame SEM, foi relatado que os preparos da extremidade da raiz utilizando a instrumentação ultra-sónica estavam contaminados com menos detritos e camada de esfregaço do que os preparados utilizando uma broca. A instrumentação ultra-sónica também resultou em cavidades na extremidade da raiz que seguiram a direção ou o canal radicular mais de perto do que as preparadas com uma broca (ver Figura 3-33, B).

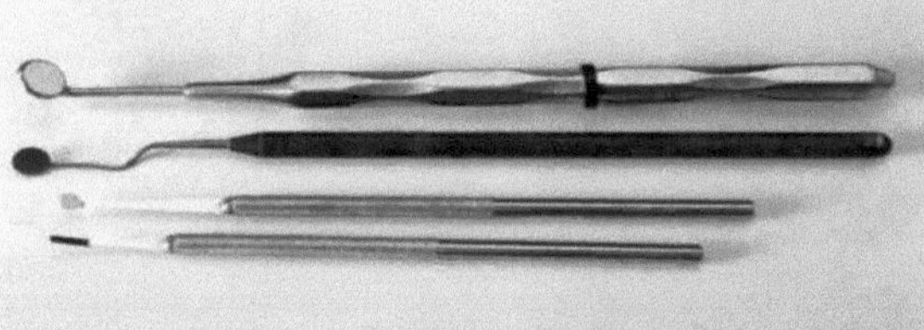

Figura 3-35 Variedade de pequenos micro-espelhos de superfície frontal para visualizar a ressecção da extremidade radicular e a preparação da extremidade radicular através do microscópio.

Recentemente, desenvolveu-se uma controvérsia relativamente ao potencial da energia ultra-sónica na preparação da cavidade da extremidade radicular para resultar na **formação de fissuras** na dentina que circunda a preparação da extremidade radicular. Alguns autores referiram que a utilização de instrumentos ultra-sónicos resultou num aumento do número e da extensão da formação de fissuras na dentina. Outros relataram não haver diferença na incidência de formação de fissuras na dentina entre o preparo cavitário radicular com broca e com ultrassom em dentes extraídos.[30] Layton e colaboradores relataram um estudo in vitro que avaliou a integridade das superfícies radiculares ressecadas, após a ressecção radicular e após o preparo radicular, com instrumentação ultra-sônica em baixas e altas freqüências. Os resultados indicaram que a ressecção da extremidade radicular por si só pode resultar na formação de fissuras na dentina, independentemente do tipo de preparação da extremidade radicular.

Os seus dados também indicaram que ocorreram **mais fissuras na dentina** quando a ponta de ultra-sons foi utilizada na **configuração de alta frequência** do que na configuração de baixa frequência e que resultaram mais fissuras após a preparação ultra-sónica da cavidade da extremidade radicular, independentemente da configuração de frequência, do que após a ressecção da extremidade radicular apenas.

Calzonetti e colaboradores utilizaram uma técnica de replicação de polivinilsiloxano para estudar a fissuração após a ressecção da extremidade radicular e a preparação ultra-sónica da extremidade radicular em dentes de cadáveres. **Não** encontraram **fissuras** em 52 extremidades radiculares preparadas, examinadas em microscopia eletrónica de varrimento. Os seus resultados indicam que existe a possibilidade de o **ligamento periodontal intacto** acrescentar uma função protetora ao **absorver o choque** das vibrações ultra-sónicas para evitar fissuras no ambiente clínico, uma possibilidade que não foi observada em estudos de dentes humanos extraídos.[30]

Morgan e Marshall relataram um estudo in vivo utilizando microscopia eletrónica para examinar moldes de resina feitos a partir de impressões de polivinilsiloxano obtidas após a ressecção da extremidade da raiz e preparação da extremidade da raiz com instrumentação ultra-sónica a **baixa potência**. Os seus resultados **revelaram que não eram evidentes fissuras** em nenhuma das raízes **após a ressecção da extremidade radicular isolada** e **apenas** foi detectada **uma fissura pequena**, superficial e incompleta em **25 raízes após a preparação ultra-sónica da extremidade radicular.**

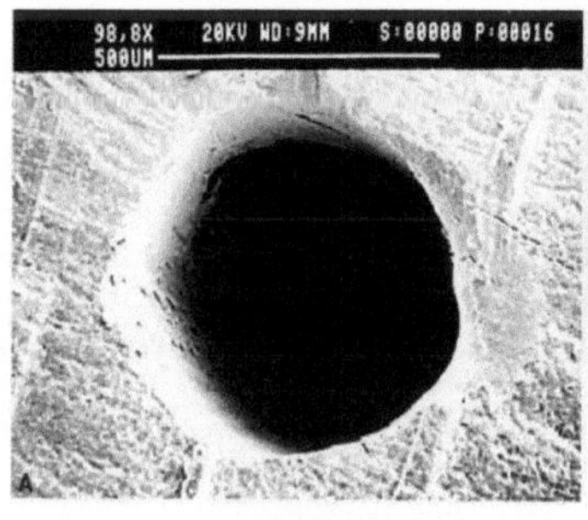

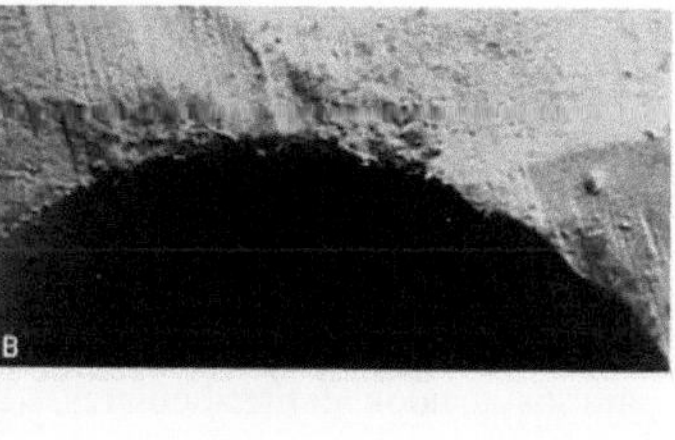

A, vista ao microscópio operatório dentário de oito potências da preparação da extremidade da raiz utilizando pontas ultra-sónicas Carr. A preparação tem 0,5 mm de diâmetro. **B, A** ampliação superior mostra a suavidade das paredes.

Sumi e colaboradores relataram um estudo de avaliação de resultados clínicos em humanos que avaliou a taxa de sucesso/falha de cirurgias perirradiculares realizadas em 157 dentes envolvendo preparações da cavidade da extremidade da raiz utilizando instrumentação ultra-sónica. Os períodos de observação variaram de 6 meses a 3 anos. A avaliação dos resultados baseou-se nos achados clínicos e radiográficos. Foi registada uma taxa de sucesso de 92,4%. Concluiu-se que a preparação ultra-sónica da extremidade radicular proporciona excelentes resultados clínicos. **As evidências disponíveis indicam que a preparação da cavidade da extremidade radicular utilizando instrumentação ultra-sónica proporciona um método conveniente, eficaz e clinicamente aceitável para preparar a** extremidade radicular **ressecada** para receber uma obturação radicular.[32]

Restauração de raízes

O objetivo de uma obturação da extremidade radicular é estabelecer uma vedação entre o espaço do canal radicular e os tecidos periapicais. De acordo com Gartner e Dorn, um material de obturação adequado para o alvéolo radicular deve ser (1) capaz de evitar a fuga de bactérias e dos seus subprodutos para os tecidos perirradiculares, (2) não tóxico, (3) não cancerígeno, (4) biocompatível com os tecidos do hospedeiro, (5) insolúvel nos fluidos tecidulares, (6) dimensionalmente estável, (7) não afetado pela humidade durante a presa, (8) fácil de utilizar e (9) radiopaco.[33] Pode ainda acrescentar-se que não deve manchar os tecidos (tatuagem).

Materiais de obturação do extremo da raiz. Foram sugeridos vários materiais para utilização como obturações radiculares, incluindo guta-percha, amálgama, Cavit, material de restauração intermédio (IRM), Super EBA, ionómeros de vidro, resinas compostas, cimentos de carboxilato, cimentos de fosfato de zinco, cimentos de óxido de zinco-eugenol e agregado de trióxido mineral (MTA). A adequação destes vários materiais foi testada através da avaliação da sua microinfiltração (corante, radioisótopo, penetração bacteriana, filtração de fluidos), adaptação marginal e citotoxicidade e testando-os clinicamente em animais experimentais e humanos.

Foi publicado um grande número de estudos in vitro sobre a adaptação marginal e a capacidade de selamento (fuga) de vários materiais de obturação da extremidade radicular. Os resultados destes estudos têm sido frequentemente inconsistentes, contraditórios e confusos e têm sido questionados quanto à sua relevância clínica. Factores como a escolha de soluções de armazenamento e o tamanho molecular das partículas de corante, e muitas outras variáveis, podem influenciar crucialmente o resultado destes estudos in vitro.

Foram também publicados estudos de citotoxicidade e biocompatibilidade in vitro utilizando culturas de células. Owadally e colaboradores relataram um estudo in vitro antibacteriano e de citotoxicidade comparando o IRM e a amálgama. Os seus resultados indicaram que o IRM era significativamente mais antibacteriano do que a amálgama em todos os períodos de exposição, e a amálgama era significativamente mais citotóxica do que o IRM. Makkawy e colaboradores avaliaram a citotoxicidade dos cimentos de ionómero de vidro reforçados com resina em comparação com a amálgama, utilizando células do ligamento periodontal humano. Os seus resultados indicaram que, às 24 horas, a amálgama inibiu significativamente a viabilidade celular em comparação com o cimento de ionómero de vidro reforçado com resina e os controlos. No entanto, às 48 e 72 horas, todos os materiais testados exibiram um efeito semelhante ligeiramente inibitório na viabilidade celular.[33]

Chong e colaboradores compararam a citotoxicidade de um cimento de ionómero de vidro (Vitrebond; 3M Dental; St Paul, Minn.), Kalzinol, cimentos IRM e EBA, e amálgama. Os seus resultados indicaram que o cimento IRM fresco exibiu o efeito citotóxico mais pronunciado de todos os materiais testados. O Kalzinol envelhecido foi o segundo material mais citotóxico, não tendo sido registada qualquer diferença significativa entre o cimento Vitrebond EBA e a amálgama.

Zhu, Safavi e Spangberg avaliaram a citotoxicidade do amálgama, do cimento IRM e do cimento Super-EBA em culturas de células do ligamento periodontal humano e células semelhantes a osteoblastos humanos. Os seus resultados indicaram que a amálgama foi o mais citotóxico dos materiais testados e mostrou uma redução no número total de células para ambos os tipos de células. O IRM e o Super-EBA, no entanto, foram significativamente menos citotóxicos do que a amálgama e não demonstraram qualquer redução no número total de células, tanto para as células do ligamento periodontal como para as células semelhantes a osteoblastos.

Vários autores publicaram resultados de estudos de compatibilidade tecidual in vivo de vários materiais de obturação de extremidades radiculares usando um modelo animal experimental. Harrison e Johnson relataram um estudo concebido para determinar as respostas de cicatrização de feridas excisionais dos tecidos perirradiculares ao IRM, amálgama e guta-percha, utilizando um modelo de cão. As respostas de cicatrização foram avaliadas microscópica e radiograficamente aos 10 e 45 dias pós-cirúrgicos.3[4] **Não foi** relatada **qualquer**

evidência de inibição da cicatrização de feridas dentoalveolares ou ósseas associada à amálgama, guta-percha ou IRM. A análise estatística não mostrou qualquer diferença na cicatrização de feridas entre os três materiais testados.

Pitt Ford e colaboradores examinaram os efeitos do IRM, Super-EBA e amálgama como materiais de obturação da extremidade radicular nas raízes dos molares mandibulares de macacos. Eles relataram que a resposta tecidual ao IRM e ao Super-EBA foi menos severa do que à amálgama. Nenhuma inflamação foi evidente nos espaços da medula óssea adjacentes às obturações radiculares de IRM e Super-EBA. Em contraste, no entanto, a inflamação estava presente nos espaços da medula óssea alveolar com cada extremidade de raiz preenchida com amálgama.

Um grupo de investigação da Universidade de Kyushu, no Japão, apresentou os resultados de um estudo histológico que comparou os efeitos de vários materiais de obturação da extremidade radicular, incluindo uma resina 4- META-TBB (C&B Metabond, Parkell, Farmingdale, N.Y.), utilizando um modelo de rato. Os materiais testados foram a amálgama, o cimento de ionómero de vidro fotopolimerizável, o IRM, a resina 4-META-TBB e a resina composta fotopolimerizável. A resina 4-META-TBB e as obturações radiculares de resina composta fotopolimerizável apresentaram a resposta histológica mais favorável entre os materiais testados. Estes materiais não provocaram inflamação e não pareceram inibir a formação de osso novo, como se verificou com os outros materiais.

Torabinejad e colaboradores relataram um estudo concebido para examinar e comparar a reação tecidular a vários materiais de obturação de extremidades radiculares normalmente utilizados e a um material recentemente desenvolvido, o MTA (ProRoot, Tulsa Dental/Dentsply International; Tulsa, Okla.). O seu estudo envolveu a implantação de amálgama, IRM, Super-EBA e MTA nas tíbias e mandíbulas de cobaias. Foi avaliada a presença de inflamação, o tipo de célula predominante e a espessura do tecido conjuntivo fibroso adjacente a cada material implantado. A reação tecidular ao **MTA** implantado **foi a mais favorável** observada em ambos os locais de implantação; em todos os espécimes, estava **livre de inflamação**. O agregado de trióxido mineral foi também o material mais frequentemente observado com aposição óssea direta.

O agregado de trióxido mineral foi desenvolvido por Torabinejad e os seus colaboradores na Universidade de Loma Linda. As principais moléculas presentes no MTA são iões de cálcio e fósforo, derivados principalmente do silicato tricálcico, aluminato tricálcico, óxido tricálcico e óxido de silicato. O seu pH, quando endurecido, é de 12,5 e o seu tempo de endurecimento é de 2 horas e 45 minutos. A resistência à compressão do MTA é de 40 MPa imediatamente após a presa e aumenta para 70 MPa após 21 dias.[35] O resultado do teste de solubilidade do MTA (especificação ADA #30) indicou uma perda de peso insignificante após o teste.

O agregado de trióxido mineral foi extensivamente avaliado quanto à microinfiltração (penetração de corante, filtração de fluido, fuga bacteriana), adaptação marginal (SEM) e biocompatibilidade (citotoxicidade, implantação de tecido e histologia animal in vivo). A **capacidade de selamento do MTA**

demonstrou ser **superior à do Super-EBA** e não foi afetada negativamente pela contaminação sanguínea. A sua adaptação marginal demonstrou ser melhor do que a amálgama, o IRM ou o Super-EBA. Agregado de trióxido mineral também demonstrou ser **menos citotóxico do que a amálgama, o IRM ou o Super-EBA**. Os testes de utilização em animais, nos quais o MTA e outros materiais de obturação da extremidade radicular comummente utilizados foram comparados, resultaram numa menor inflamação observada e numa melhor cicatrização com o MTA. Além disso, **com o MTA, observou-se a deposição de novo cemento na superfície do material** (Figura 3-37).

Foram relatados muitos estudos prospectivos e retrospectivos de utilização clínica em humanos que avaliam o resultado da cirurgia perirradicular envolvendo a colocação de vários materiais de obturação da extremidade radicular. É difícil comparar os resultados destes estudos porque os autores utilizaram critérios de avaliação e períodos de observação diferentes. É importante, no entanto, considerar alguns dos mais significativos desses relatórios de uso clínico. Oynick e Oynick, em 1978, relataram o uso clínico de um cimento de óxido de zinco e eugenol, reforçado com resina e silicone (Stailine, Staines, Inglaterra), como material de obturação de extremidades radiculares em 200 casos, durante um período de 14 anos. As avaliações radiográficas após procedimentos cirúrgicos perirradiculares com Stailine indicaram uma cicatrização favorável. As avaliações histológicas e de MEV do ápice da raiz e do osso perirradicular adjacente, obtidas por secção em bloco, revelaram osso recém-formado em áreas de reabsorção anterior e fibras de colagénio a crescer no material de preenchimento.

Dorn e Gartner relataram um estudo retrospetivo de 488 tratamentos cirúrgicos perirradiculares, nos quais foram utilizados três materiais de obturação diferentes para as extremidades das raízes: IRM, Super- EBA e amálgama. O período de avaliação foi de 6 meses a 10 anos. A avaliação dos resultados foi efectuada através da avaliação da radiografia de recordação mais recente em comparação com a radiografia pós-cirúrgica imediata. A análise dos dados indicou que não houve diferença significativa no resultado das taxas de cicatrização entre o IRM e o Super-EBA. Houve uma diferença significativa, no entanto, no resultado entre IRM, Super-EBA e amálgama, sendo este último o pior. Pantschev e colaboradores, no entanto, relataram um estudo clínico prospetivo que avaliou o resultado de procedimentos cirúrgicos perirradiculares usando cimento EBA ou amálgama. O período mínimo de avaliação foi de 3 anos e a cicatrização foi baseada em análises clínicas e radiográficas. Os seus dados não indicaram qualquer diferença significativa no resultado entre os dois materiais avaliados.

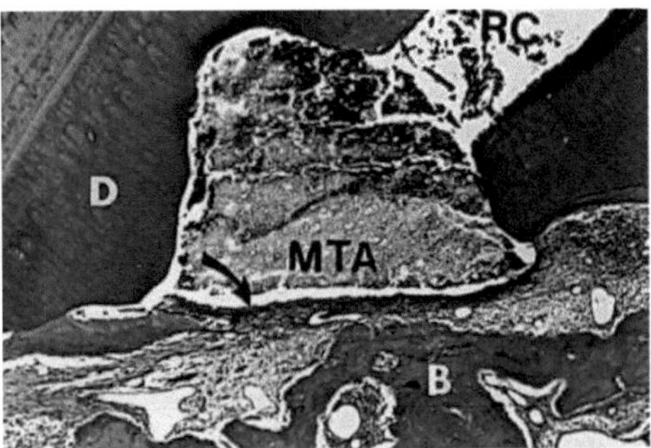

Figura 3-37 Retrofitting de agregado de trióxido mineral (MTA). O cimento (**seta**) formou-se subjacente ao material de enchimento (separado do material

durante a preparação da lâmina). B = osso; D = dentina; RC = canal radicular.

Rud e colaboradores relataram vários estudos prospectivos e retrospectivos sobre a utilização em humanos, numa tentativa de avaliar a aceitabilidade de uma resina composta, combinada **com um agente de ligação à dentina**, como material de obturação do extremo da raiz. A colocação é diferente de outras obturações radiculares na medida em que não é efectuada qualquer preparação da extremidade da raiz, para além da ressecção da extremidade da raiz. O material cobre toda a superfície da extremidade da raiz ressecada. Mostraram que é possível criar um selamento resistente a fugas com este material; no entanto, **o processo é muito sensível à técnica**, devido à necessidade de um **controlo rigoroso da humidade**. Os autores relataram uma cicatrização óssea completa em 80 a 92% dos casos que utilizaram esta técnica. Os seus períodos de observação variaram de 1 a 9 anos.

Remoção da camada de smear layer. A instrumentação da dentina resulta na acumulação de uma camada de smear layer que cobre a superfície dentinária e oclui os túbulos dentinários. Foi demonstrado que as bactérias podem colonizar a smear layer e penetrar nos túbulos dentinários. **A remoção desta smear layer** parece desejável na situação de obturações radiculares que são colocadas num ápice radicular contaminado por bactérias. Foi demonstrado que a irrigação com tetraciclina remove a smear layer. A remoção da smear layer das extremidades radiculares ressecadas e a desmineralização da dentina pelo ácido cítrico demonstraram estar associadas a uma cicatrização mais rápida e à deposição de cemento na extremidade radicular ressecada.[33]

As tetraciclinas têm uma série de propriedades de interesse para os endodontistas: são agentes antimicrobianos, eficazes contra os agentes patogénicos periodontais; ligam-se fortemente à dentina; e quando libertadas, continuam a ser biologicamente activas. As superfícies radiculares expostas a bactérias anaeróbias acumulam endotoxina e apresentam perda de colagénio, o que pode suprimir a migração e proliferação de fibroblastos, interferindo assim com a cicatrização. O condicionamento da superfície radicular com agentes ácidos, como a **tetraciclina**, não só **remove a smear layer**, como também **remove a endotoxina** das superfícies radiculares contaminadas.[38] Barkhordar e Russel relataram um estudo in vitro que examinou o efeito da irrigação com cloridrato de doxiciclina, um derivado hidroxilado da tetraciclina, na capacidade de selamento do IRM e da amálgama, quando utilizados como obturações radiculares. Os seus resultados indicaram uma microinfiltração significativamente menor após a irrigação com doxiciclina envolvendo tanto o IRM como a amálgama, em comparação com a irrigação de controlo com soro fisiológico. Sugeriram também que, devido à sustentação duradoura da **doxiciclina** nas superfícies radiculares e à sua libertação lenta num estado biologicamente ativo, os seus resultados apoiam a **sua utilização para o condicionamento da dentina** antes da colocação de uma obturação radicular na cirurgia peri-radicular.

Com base numa revisão da literatura atualmente disponível, não parece existir um material de obturação "ideal" para o extremo radicular.[35] O material de restauração intermédio, o Super-EBA e o MTA parecem ser os materiais atualmente disponíveis que melhor satisfazem os requisitos, tanto físicos como biológicos, para um material de obturação do extremo radicular. O MTA é um material relativamente novo, em comparação com o IRM e o Super-EBA, e ainda não estão disponíveis estudos de utilização humana a longo prazo para nenhum destes materiais. O julgamento final sobre a sua utilização terá de ser reservado até que esses estudos de utilização clínica estejam disponíveis.

Colocação e acabamento de obturações radiculares. O método de colocação do material de obturação do extremo da raiz varia consoante o tipo de material de obturação utilizado. A amálgama pode ser transportada para a preparação da extremidade da raiz com um pequeno transportador K-G que é dimensionado para preparações da extremidade da raiz. Os ápices mais profundos podem ser mais facilmente alcançados usando uma pistola Messing (Figura 3-38). Os cimentos de óxido de zinco-eugenol (IRM e Super- EBA) são melhor misturados numa consistência argilosa espessa, moldados num pequeno cone e fixados na parte de trás de uma colher escavadora ou na ponta de um instrumento de plástico ou de um escultor Hollenback e colocados no preparo radicular.

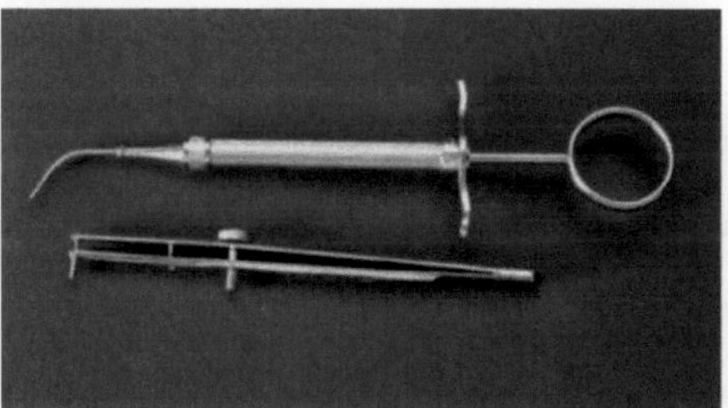

Figura 3-38 Transportadores de material de enchimento da extremidade radicular. **Em cima,** pistola Messing com uma ponta curva. Em **baixo,** pequeno

transportador K-G.

O agregado de trióxido mineral é um material de obturação de extremidades radiculares único com propriedades físicas muito diferentes de outros materiais. É um pó muito fino, de cor cinzenta, que é misturado com um líquido estéril, como soro fisiológico ou solução anestésica local, numa placa de vidro estéril. Não pode ser misturado até obter uma consistência argilosa, como acontece com o IRM ou o Super- EBA, porque à medida que se adiciona mais pó ao líquido, a mistura torna-se seca e quebradiça. Se a mistura estiver demasiado húmida, torna-se líquida e muito difícil de manusear devido à sua falta de forma. A área cirúrgica deve ser mantida muito seca durante a sua colocação, e deve ter o cuidado de não lavar o material de enchimento por irrigação antes do encerramento do tecido mole. O tempo de presa do MTA é de 2,5 a 3 horas. Devidamente misturado, o MTA deve estar livre de excesso de humidade, **firme, mas não friável**. Pode ser aplicado no preparo da extremidade da raiz colocando uma pequena quantidade na parte de trás de uma pequena colher escavadora ou utilizando um pequeno suporte de amálgama (Figura 3-39).[36]

Os preparos radiculares utilizando pontas ultra-sónicas tendem a ser mais pequenos em diâmetro e a estender-se mais profundamente no canal radicular do que os preparados com uma broca. Como resultado, a necessidade de **condensadores de obturação de extremidades radiculares** especialmente concebidos resultou na sua disponibilidade em muitos fabricantes diferentes em vários estilos e formas (Figura 3-40). É importante que o cirurgião endodôntico se familiarize com as diferentes formas e estilos de condensadores para lhe permitir condensar corretamente o material de obturação da extremidade radicular em toda a extensão da preparação da extremidade radicular. O condensador deve ser suficientemente pequeno em diâmetro para que não se prenda às paredes da preparação da extremidade radicular durante a condensação, resultando assim na possibilidade de fracturas da extremidade radicular. Também é importante que o condensador seja suficientemente longo para condensar corretamente o material de enchimento na parte mais profunda do preparo radicular

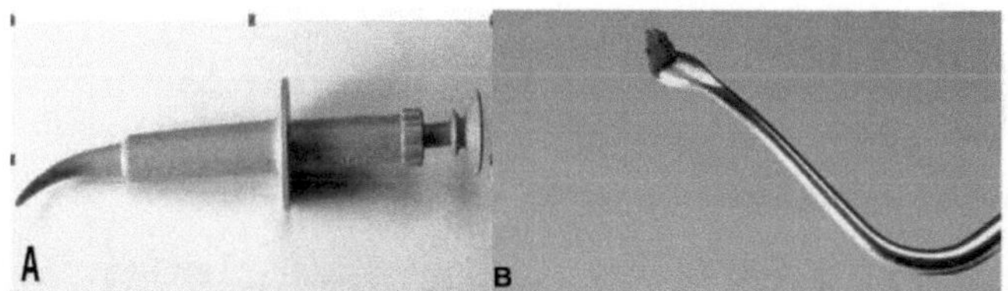

Figura 3-39 Suportes para agregado de trióxido mineral (MTA). **A,** Pequeno transportador de plástico tipo amálgama (Premier Dental, King of Prussia, Pa.). **B,** Pode transportar uma pequena quantidade de MTA e colocá-lo na preparação da extremidade da raiz na parte de trás de uma escavadora de colher.

Várias técnicas têm sido defendidas para o acabamento de obturações radiculares em cirurgia perirradicular. Fitzpatrick e Steiman relataram um estudo in vitro concebido para avaliar as interfaces marginais entre a dentina e as obturações da extremidade radicular do IRM e do Super- EBA.

Após a colocação das obturações nas extremidades das raízes, estas foram acabadas por polimento com um polidor de bolas, uma bola de algodão humedecida ou com uma broca de acabamento de carboneto numa peça de mão de alta velocidade com spray de ar/água. Os seus resultados indicaram que **as**

obturações radiculares terminadas com uma broca de acabamento apresentaram uma **adaptação marginal** significativamente **melhor**, com pouca evidência de flash, quando comparadas com os outros métodos. Não se registaram diferenças significativas entre as outras técnicas de acabamento ou entre os materiais testados.

Forte e colaboradores relataram um estudo in vitro concebido para comparar a microinfiltração, pelo método de filtração de fluido, de obturações de extremidades de raízes de Super-EBA sem acabamento ou com acabamento com uma broca de acabamento de alta velocidade de 30 canais. Os seus resultados **não** indicaram **qualquer diferença significativa** na microinfiltração, após 180 dias, entre as obturações radiculares de Super-EBA, acabadas ou não acabadas.[37-38]

Reposicionamento e sutura de tecidos moles

Após a inspeção final da obturação da extremidade radicular e a remoção de todo o excesso de material de obturação visível e do tampão cirúrgico, deve ser tirada uma radiografia para avaliar a colocação da obturação da extremidade radicular e para verificar a presença de quaisquer fragmentos de raiz ou excesso de material de obturação da extremidade radicular (Figura 3-41). Se o sulfato férrico foi usado como agente hemostático durante a cirurgia, o material proteico coagulado deve ser cuidadosamente curetado e a hemorragia induzida para que a cicatrização não seja prejudicada. Antes de reposicionar o retalho, deve proceder-se a um exame minucioso da parte inferior do retalho, na profundidade da dobra entre o mucoperiósteo e o osso alveolar, para remover quaisquer detritos ou materiais estranhos que possam estar presentes. As etapas finais do procedimento cirúrgico perirradicular são o fechamento da ferida e a estabilização dos tecidos moles.

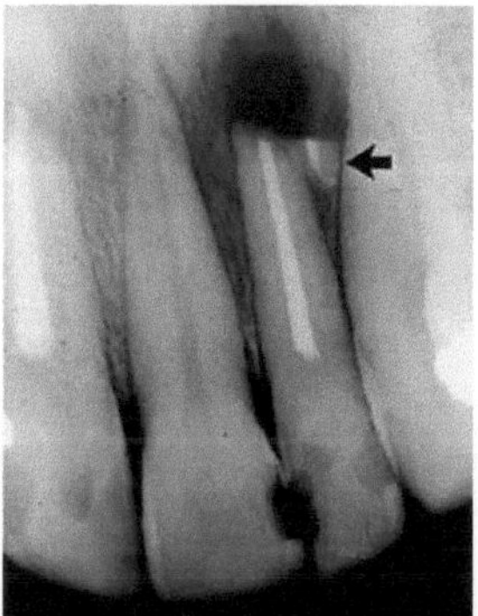

Figura 3-41 Radiografia tirada **após a** sutura e revelada depois que o paciente deixou o consultório. O paciente teve que retornar para a remoção da ponta da raiz.

Reposicionamento e compressão. O tecido mucoperiosteal elevado deve ser suavemente recolocado na sua posição original, com as linhas de incisão tão próximas quanto possível. O tipo de desenho do retalho afectará a facilidade de reposicionamento, sendo que os retalhos mucoperiósteos completos oferecem geralmente menos resistência ao reposicionamento do que os retalhos mucoperiósteos limitados. Utilizando uma gaze cirúrgica, ligeiramente humedecida com soro fisiológico estéril, deve ser aplicada uma pressão suave mas firme sobre o tecido do retalho durante 2 a 3 minutos (5 minutos para o tecido palatino) antes da sutura. **A compressão dos tecidos**, tanto antes como depois da sutura, não só aumenta a coagulação intravascular nos vasos sanguíneos cortados, como também aproxima os bordos da ferida, especialmente a ferida dissecada. Isto reduz a possibilidade de formação de um coágulo sanguíneo entre o retalho e o osso alveolar.

Cirurgia correctiva

A cirurgia correctiva é categorizada como a cirurgia que envolve a correção de defeitos no corpo da raiz que não o ápice. Quando os terços coronal e médio da raiz estão envolvidos, é imperativo observar fisicamente, diagnosticar e reparar o defeito. Deve ser utilizado um retalho mucoperiosteal sulcular completo, como o desenho triangular ou retangular, para obter um acesso visual e cirúrgico adequado. Podem ser necessários procedimentos cirúrgicos correctivos em resultado de acidentes processuais, reabsorção (interna ou externa), cárie radicular, fratura radicular e doença periodontal. A cirurgia correctiva pode envolver cirurgia perirradicular, ressecção radicular (remoção de uma raiz inteira de um dente multirradicular deixando a coroa clínica intacta), hemisecção (a separação

de um dente multirradicular e a remoção de uma raiz e da parte associada da coroa clínica), ou reimplantação intencional (extração e reimplantação do dente no seu alvéolo após a realização do procedimento corretivo).

Os defeitos reparadores da raiz e os procedimentos associados são classificados da seguinte forma:

I. Reparação de perfurações

A. Mecânica

B. Reabsorção/cárie

II. Reparação periodontal

A. Regeneração de tecidos guiada

B. Ressecção/hemisecção da raiz

C. Correção cirúrgica do sulco lingual radicular

Reparação de perfurações. *Mecânica.* As perfurações são acidentes processuais que podem ocorrer durante a preparação do canal radicular ou do espaço pós-radicular. As áreas de maior potencial para perfurações são o assoalho da câmara pulpar dos molares e o aspeto distal da raiz mesial dos molares inferiores e a raiz vestibular mesial dos molares superiores (perfurações em tira). Quando ocorre uma perfuração, a tentativa inicial de correção deve ser uma reparação interna. A cirurgia corretiva deve ser reservada para aqueles dentes em que o reparo interno não é uma opção de tratamento ou quando o reparo interno falhou.

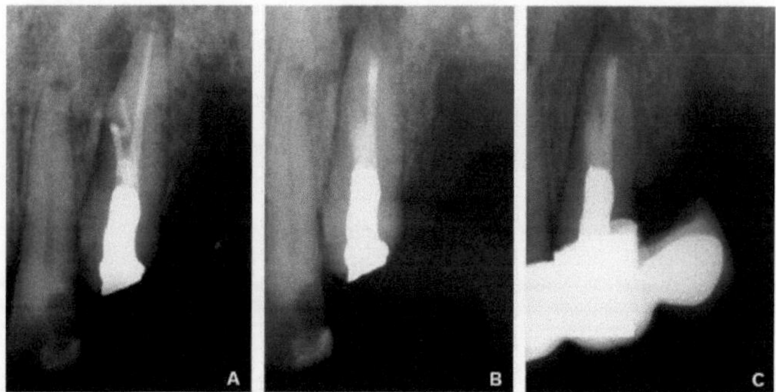

Figura 3-52 A, Perfuração lateral da raiz média com material de preenchimento extrudido. **B,** Radiografia após a remoção cirúrgica do material de preenchimento extrudido, ressecção da extremidade da raiz, preenchimento da extremidade da raiz e reparação do defeito de perfuração com agregado de trióxido mineral (MTA). **C,** Radiografia 2 anos após a cirurgia.

As "perfurações em tira" que ocorrem no aspeto distal das raízes mesiais dos molares maxilares e mandibulares são normalmente inacessíveis e extremamente difíceis de reparar cirurgicamente. O acesso visual e cirúrgico é limitado, e a remoção óssea necessária para obter acesso ao local da perfuração resulta geralmente num defeito periodontal importante. Este tipo de situação clínica pode ser melhor gerida através de reimplantação intencional, ressecção radicular ou hemisecção. As perfurações da raiz média, tais como as resultantes de preparações pós-espaço, devem ser imediatamente seladas internamente, se possível, ou o hidróxido de cálcio deve ser colocado como um penso intracanal e selado numa consulta subsequente. Se a perfuração for excessivamente grande ou de longa duração, deve refletir-se um retalho mucoperiosteal completo, identificar o local da perfuração e efetuar a reparação com um material de reparação adequado (Figura 3-52). Se a perfuração estiver localizada no terço apical da raiz, uma ressecção da extremidade da raiz, estendendo-se até ao ponto da perfuração, e uma obturação da extremidade da raiz devem ser consideradas como uma forma mais eficaz e eficiente de lidar com esta situação clínica (Figura 3-53).

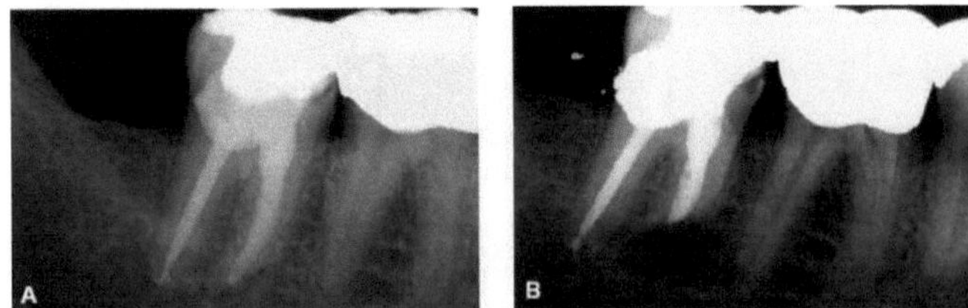

Figura 3-53 A, Perfuração lateral do terço apical da raiz mesial do dente nº 31. **B,** Ressecção da extremidade da raiz mesial. O canal radicular foi obturado com agregado de trióxido mineral (MTA).

Reabsorção (Externa ou Interna) e Cárie Radicular. A reparação de um defeito na superfície radicular, resultante de uma reabsorção interna ou externa, depende em grande medida da existência ou não de comunicação entre o defeito reabsortivo e a cavidade oral e/ou o espaço pulpar. Quando existe comunicação entre o defeito e a cavidade oral, é normalmente necessário um procedimento cirúrgico corretivo. Quando o defeito reabsortivo também se comunicou com o espaço pulpar, a hemorragia excessiva e persistente no espaço pulpar é geralmente evidente durante a instrumentação do canal radicular. Isto torna a limpeza, a modelação e a obturação do espaço pulpar muito difíceis, a não ser que se proceda primeiro à reparação cirúrgica do defeito de reabsorção. Se for tomada a decisão de reparar o defeito radicular antes de preencher o espaço pulpar, depois de o tecido pulpar ter sido removido, deve ser colocada uma **obturação temporária e facilmente removível** no espaço do canal radicular. Para o efeito, pode ser utilizada uma ponta de guta-percha grande; não é utilizado qualquer selante. Isto servirá como uma matriz interna para evitar que o material de reparação obstrua o canal radicular. Dependendo do tempo de presa do material de reparação utilizado, o espaço pulpar pode ser preparado e obturado na mesma consulta. Caso contrário, deve ser colocado um penso intracanal de hidróxido de cálcio, a cavidade de acesso deve ser selada contra a contaminação oral, e o espaço pulpar deve ser preparado e obturado numa consulta subsequente (Figura 3-54).

No caso de um defeito de reabsorção que se abre para o sulco gengival, a abordagem depende, em grande medida, da localização e da extensão do defeito. Se for acessível a partir do lado bucal ou facial, deve ser levantado um retalho mucoperiosteal completo e a extensão do defeito deve ser estabelecida. Se o defeito de reabsorção **não se tiver estendido para o espaço pulpar**, deve ser restaurado com um material adequado, como amálgama, resina composta ou cimento de ionómero de vidro. Se o **defeito se tiver estendido para o espaço pulpar**, o retalho deve ser reposicionado e estabilizado com uma sutura. Deve ser colocado um dique de borracha e deve ser efectuada uma preparação convencional do acesso coronal, seguida da remoção do tecido pulpar e da colocação de **uma matriz interna temporária**. De seguida, o dique de borracha deve ser removido, o retalho elevado, o defeito de reabsorção reparado e o retalho reposicionado e estabilizado com suturas. A matriz temporária do canal interno deve ser removida e a preparação do canal radicular e a obturação devem ser concluídas ou deve ser colocado um penso intracanal de hidróxido de cálcio e o tratamento endodôntico deve ser concluído numa consulta subsequente.

Se o defeito de reabsorção se abrir para o sulco gengival na superfície lingual ou palatina do dente, o acesso cirúrgico e visual é muito mais difícil. Um retalho sulcular lingual ou palatino pode ser levantado para explorar a extensão do defeito. **As incisões verticais no lado lingual da mandíbula devem ser evitadas sempre que possível** devido à natureza frágil deste tecido. Se o defeito de reabsorção for acessível cirurgicamente, o tratamento pode prosseguir como descrito anteriormente. Se não for acessível, deve ser considerada a reimplantação intencional ou a extração.

Alguns casos de reabsorção ou cárie radicular são tão extensos que nada pode ser feito para salvar o dente inteiro. A extração pode ser a solução para alguns casos, ou a amputação total da raiz ou hemisecção pode aplicar-se a outros. Um caso que requer a hemisecção é ilustrado na Figura 3-55. A reabsorção interna-externa destruiu praticamente metade de um primeiro molar inferior, um dente terminal na arcada, com oclusão oposta. A sondagem com um explorador de chifre de vaca e a visualização da radiografia revelam a lesão maciça e o defeito (Figura 3-55, A e B). A coroa do dente é seccionada bucolingualmente com uma broca de fissura de alta velocidade (Figura 3-55, C-E). A coroa e a raiz mesial são então extraídas, e a terapia imediata do canal radicular é concluída na raiz distal restante (Figura 3-55, F e G). Pode ser utilizado um grampo de borracha pré-molar na raiz distal "bicuspidizada" restante do molar. A estrutura dentária remanescente e o espaço edêntulo devem ser restaurados com uma prótese parcial fixa o mais rapidamente possível para prevenir a deriva mesial da raiz distal (Figura 3-55, H). Isto assegura a função contra o(s) oponente(s) maxilar(es), prevenindo assim a erupção contínua.

Reparação periodontal. *Regeneração de tecido (osso) guiada.* No passado, os defeitos periodontais extensos exigiam a extração ou a amputação da raiz. Atualmente, com técnicas de regeneração óssea guiada e aloenxertos ósseos desmineralizados liofilizados, muitos dentes que anteriormente não podiam ser tratados podem ser salvos. Vários autores publicaram relatórios sobre a eficácia da utilização de sulfato de cálcio, isoladamente e como compósito com um material de aloenxerto, e membranas de barreira reabsorvíveis e não reabsorvíveis, com e sem aloenxertos, na qualidade e quantidade de regeneração óssea alveolar em defeitos endodônticos e periodontais. Muitos destes relatos de casos tiveram resultados mistos.

Poucos estudos clínicos controlados comparando os resultados do uso de técnicas de regeneração óssea guiada foram relatados. Santamaria e colaboradores relataram

um estudo clínico controlado para determinar o grau de regeneração óssea após enucleação de cisto radicular. Trinta pacientes foram envolvidos no estudo. O grupo de controlo consistiu apenas na enucleação do quisto e os grupos experimentais envolveram a enucleação do quisto e a utilização de uma membrana reabsorvível ou não reabsorvível. O volume residual e a densidade do tecido recém-formado foram medidos por tomografia computadorizada assistida e análise de imagem digital assistida por computador antes e depois da enucleação. Não se registou qualquer diferença estatisticamente significativa no volume ou na densidade do tecido recém-formado entre os três grupos de tratamento 6 meses após a cirurgia.[3]
9 Os resultados sugerem que a regeneração óssea guiada com recurso a membranas não contribui para aumentar a qualidade ou a quantidade da regeneração óssea nesta situação clínica.

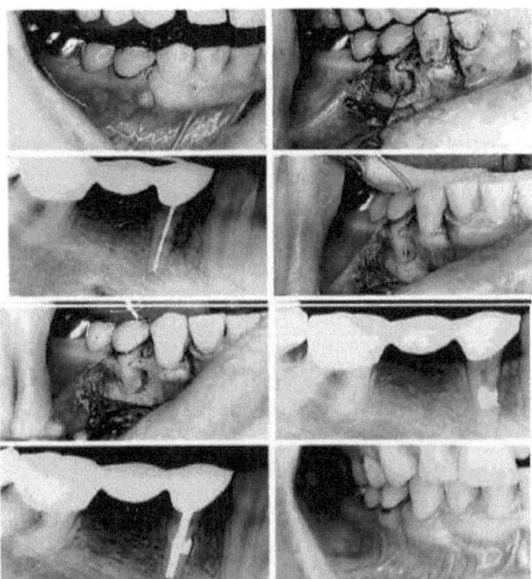

Figura 3-54 Reparação cirúrgica correctiva do defeito de reabsorção radicular. **A,** Drenagem constante mesial ao pilar da ponte do primeiro pré-molar. Reabsorção interna e externa revelada na radiografia. **B, A** elevação do retalho retangular revela

uma enorme deiscência e um defeito de reabsorção O instrumento colocado no defeito prova a ligação com a lesão pulpar. **C, A** cavidade endodôntica oclusal convencional é preparada e a pulpectomia é efectuada. A matriz interna da ponta de prata endodôntica é colocada. **D, Matriz** interna no lugar e hemorragia controlada. **E,** obturação de amálgama inserida no defeito de reabsorção externo. É utilizada uma liga de amálgama sem zinco. **F,** A ponta de prata é imediatamente removida e o retalho é reposicionado e suturado. Devido a restrições de tempo neste caso particular, o alargamento e a obliteração do canal são concluídos na consulta subsequente. **G,** Radiografia 9 meses após o tratamento. A reparação do osso é aparente. **H,** Fotografia 9 meses após o tratamento. Note a reparação completa do estoma de drenagem e das incisões.

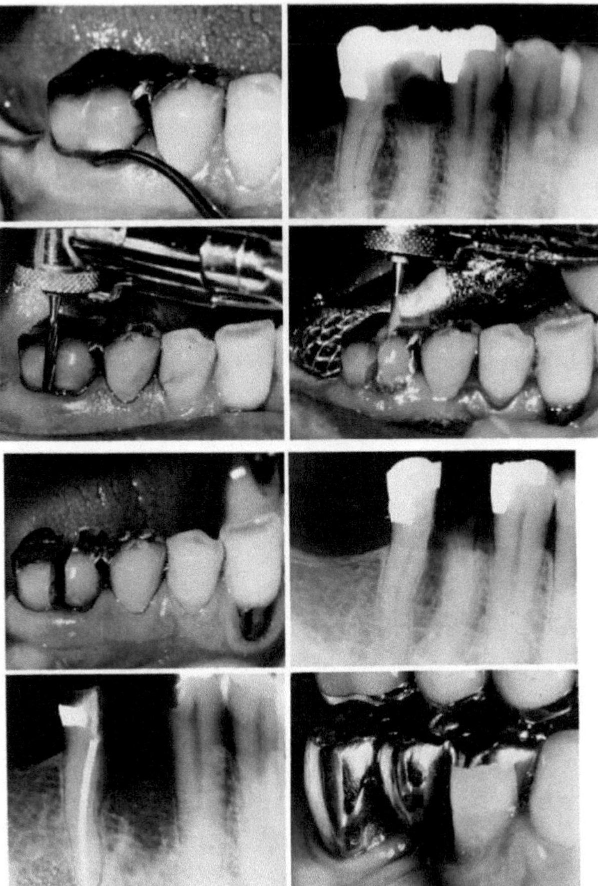

Figura 3-55 Técnica para hemisectar e restaurar o molar mandibular. **A,** Utilizando o explorador de chifre de vaca, a lesão de reabsorção e a relação com a crista do processo alveolar são estabelecidas. **B,** Grande área de reabsorção interna envolvendo a metade mesial do molar. **C,** A broca de fissura extra longa #559-XL tem o comprimento ou alcance necessário para cortar totalmente através da coroa até à furca. **D,** O dente é seccionado de vestibular a lingual com água abundante e aspiração. **E,** Seccionamento concluído. A base do corte deve terminar na crista alveolar. **F,** Molar mandibular hemiseccionado. A metade mesial patológica está pronta para a extração. A precisão da secção é demonstrada pela radiografia. **G,** Deve ter cuidado para não arrancar a porção distal remanescente. A terapia do canal radicular é concluída na mesma consulta dentária. Os dentes estão prontos para

restauração imediata. **H,** A importância da restauração para o contacto com a arcada oposta é aqui demonstrada.

Pecora e colaboradores relataram um estudo clínico controlado que envolveu 20 pacientes com grandes lesões ósseas endodônticas que não responderam ao tratamento endodôntico não cirúrgico. Após a curetagem das lesões, 10 locais foram cobertos com membranas Gortex antes do reposicionamento do retalho e 10 foram deixados descobertos. Os investigadores referiram que a análise radiográfica das lesões 12 meses após a cirurgia revelou que a qualidade e a quantidade de osso regenerado eram superiores quando as **membranas Gortex** eram utilizadas.

Amputação da raiz. Os procedimentos de amputação radicular são uma forma lógica de eliminar uma raiz fraca e doente para permitir que a(s) raiz(es) mais forte(s) sobreviva(m) quando, se mantidas juntas, falhariam coletivamente. A remoção selectiva da raiz permite um melhor acesso para cuidados domiciliários e controlo da placa bacteriana, com a consequente formação óssea e redução da profundidade da bolsa. A incorporação de metade ou dois terços de um dente pode ser fundamental para evitar a necessidade de uma prótese parcial fixa de longo alcance ou de uma prótese parcial removível. Muitas vezes, a amputação de uma raiz irremediavelmente envolvida de um dente pilar salva uma prótese fixa inteira, mesmo uma que seja de arco completo.

Como sempre, a seleção do caso é um fator importante para o sucesso. O diagnóstico adequado, o planeamento do tratamento, a apresentação do caso e bons procedimentos de restauração são todos factores críticos igualmente importantes para o procedimento de ressecção em si. O valor estratégico do dente envolvido deve ser convincente.

A avaliação do dente envolvido requer uma avaliação periodontal completa da raiz ou raízes a reter. As estruturas remanescentes necessitam de cuidados periodontais contínuos, e este facto deve ser assinalado ao paciente. O suporte ósseo, a relação coroa/raiz, as relações oclusais e a capacidade de restauração do segmento remanescente determinam o resultado do caso.[41]

INDICAÇÕES PARA A AMPUTAÇÃO DA RAIZ:

1. Existência de perda óssea periodontal na medida em que a terapia periodontal e a manutenção do paciente não melhoram suficientemente a condição.
2. Destruição de uma raiz através de processos de reabsorção, cáries ou perfurações mecânicas.
3. Raízes inoperáveis cirurgicamente que estão calcificadas, contêm instrumentos separados ou são grosseiramente curvadas.
4. A fratura de uma raiz que não envolve a outra.
5. Condições que indiquem que a cirurgia será tecnicamente viável de efetuar e que o prognóstico é razoável.

CONTRA-INDICAÇÕES PARA AMPUTAÇÕES RADICULARES:

1. Falta de suporte ósseo necessário para a raiz ou raízes remanescentes.
2. Raízes fundidas ou desfavoravelmente próximas umas das outras.
3. Raiz ou raízes remanescentes endodonticamente inoperáveis.
4. Falta de motivação do paciente para realizar corretamente os procedimentos de cuidados domiciliários.

FACTORES MORFOLÓGICOS: O comprimento, a largura e o contorno das raízes são factores importantes para determinar onde é feito o corte ressectivo e a resistência da estrutura dentária remanescente. É importante estar ciente da anatomia normal e variada que pode ser encontrada, uma vez que estes factores irão afetar materialmente os procedimentos de separação e remoção da raiz. Uma verificação cuidadosa da radiografia e a sondagem das bolsas periodontais ajudarão a revelar as proximidades dente a dente e raiz a raiz, bem como as características morfológicas, como o tamanho e a curvatura da raiz, a localização da furca e as raízes fundidas (Figura 3-56).

Existem duas abordagens diferentes para a ressecção. Uma abordagem é amputar horizontalmente ou obliquamente a raiz envolvida no ponto em que ela se junta à coroa, um processo denominado **amputação da raiz** (Figura 3-57). A outra abordagem é cortar verticalmente todo o dente ao meio - de mesial para distal da coroa nos molares superiores, e de vestibular para lingual da coroa nos molares inferiores - removendo em ambos os casos a raiz patológica e sua porção associada da coroa. Este procedimento é denominado **hemisecção** (Figura 3-58).

A bissecção ou **"bicuspidização"** refere-se a uma divisão da coroa que **deixa as duas metades** e as suas respectivas raízes. Esta bissecção é projetada para formar uma posição mais favorável para os segmentos restantes que os deixa mais fáceis de limpar e manter (Figura 3-59). Se as raízes remanescentes estiverem muito próximas umas das outras, pode ser necessário um pequeno movimento ortodôntico para as alinhar corretamente. A preparação cuidadosa e a restauração das porções restantes do dente para minimizar o aprisionamento de alimentos e o acúmulo de placa são fundamentais para o sucesso a longo prazo nessa situação.

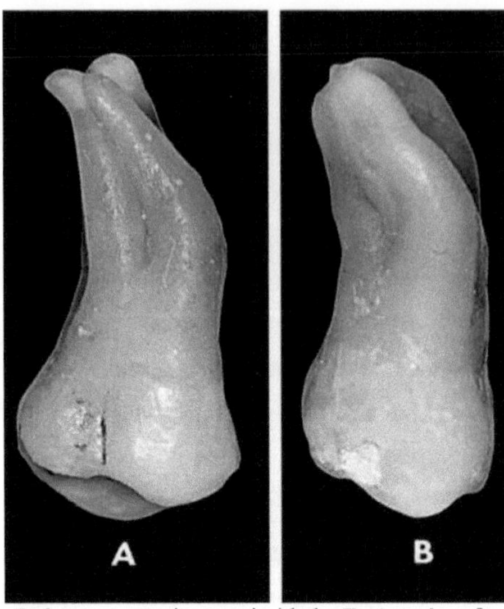

Figura 3-56 A, Raízes em estreita proximidade. **B, As** raízes fundidas são muito difíceis de ressecar. A extração deve ser considerada.

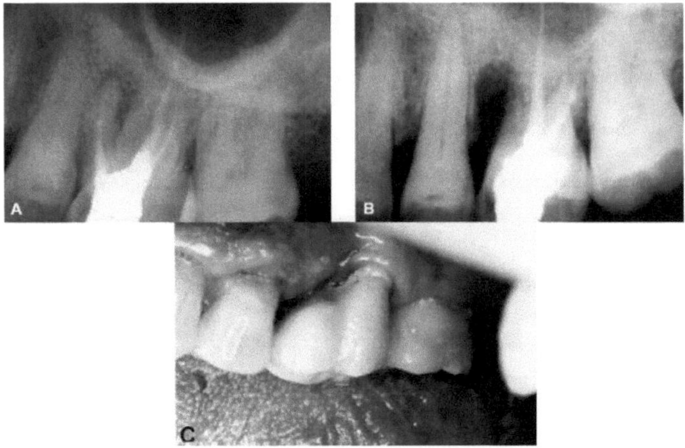

Figura 3-57 A, Lesão perirradicular consistente com possível fratura vertical da raiz. **B,** Amputação da raiz mesiovestibular devido a fratura vertical da raiz. **C,** Coroa clínica restaurada com coroa protética de porcelana fundida a metal

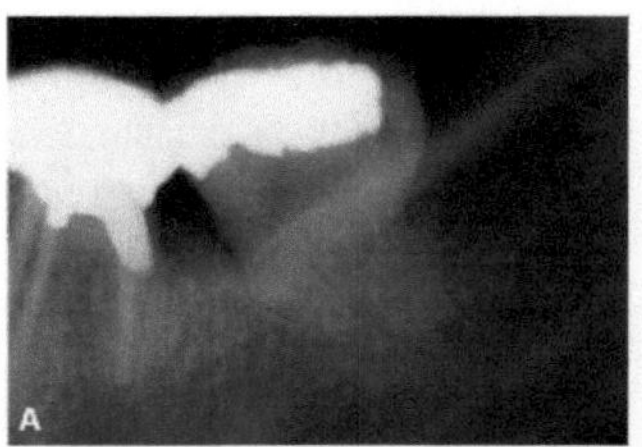

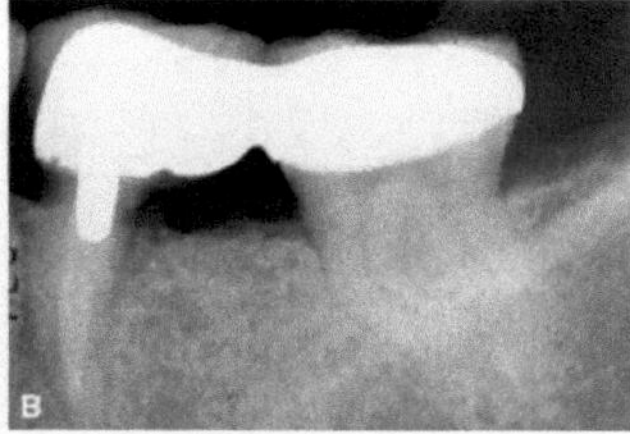

Figura 3-58 A, Perfuração pós-espacial no aspeto distal do primeiro molar mandibular resultando num defeito periodontal. **B,** Hemisecção e amputação da raiz distal. Note que os molares foram esplintados juntos.

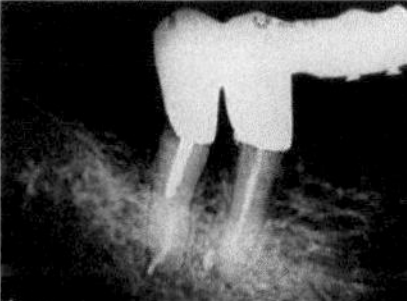

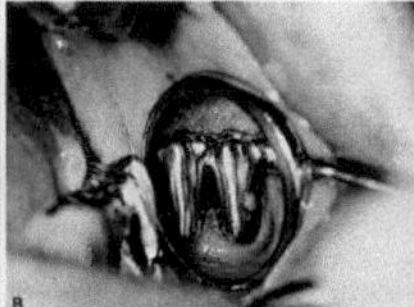

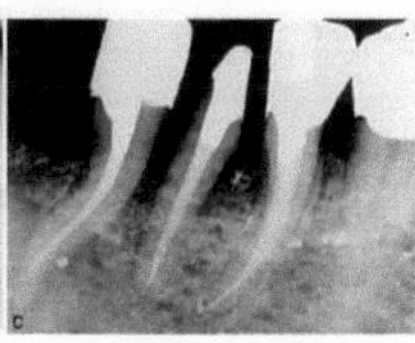

Figura 3-59 Molar terminal com doença periodontal envolvendo a furca, para ser usado como pilar de ponte. **A,** Canais obturados com guta-percha amolecida e dente bissectado. **B,** Vista espelhada da vestibular mostra como o tecido pode agora ser mantido como papila interdental. *C,* Caso diferente; a hemisecção do segundo molar e a bissecção do primeiro molar fornecem três pilares robustos para a ponte terminal. (**A** e **B,** cortesia do Dr. James D. Zidell; **C,** cortesia do Dr. L. Stephen Buchanan).

SEQUÊNCIA DE PROCEDIMENTOS: Após o diagnóstico e o planeamento do tratamento, mas antes da ressecção, a terapia endodôntica deve ser realizada nas raízes a serem retidas. A oclusão deve ser ajustada para eliminar o trauma das excursões laterais. Após a obturação dos canais das raízes a reter, deve colocar um pino (ou pinos) quando indicado e/ou colocar um núcleo na câmara pulpar e na cavidade de acesso. Após a colocação do material do núcleo, pode efetuar o procedimento de ressecção.

TÉCNICA DE AMPUTAÇÃO DOS MOLARES SUPERIORES:

Os molares superiores têm tipicamente raízes mesiobucais que são relativamente largas vestibularmente, estreitas mesiodistalmente e estendem-se cerca de dois terços da distância até à raiz palatina. As raízes distobucais, no entanto, têm uma forma muito mais cónica e estendem-se cerca de metade da distância até à raiz palatina. O comprimento da raiz palatina e a sua espessura considerável conferem grande estabilidade a este dente. Se o alinhamento oclusal e os factores periodontais forem favoráveis, a raiz palatina pode ser restaurada com sucesso por si só.

O procedimento de amputação em si é melhor realizado com uma broca de fissura lisa de comprimento cirúrgico. O comprimento da porção de corte da broca de fissura é importante e especialmente crítico em raízes mesiobucais de molares superiores e ressecções verticais através da coroa e da furca. Kirchoff e Gerstein sugeriram remodelar a coroa com uma broca de modo que a estrutura da coroa sobre a raiz a ser removida seja ressecada junto com a raiz. Isto simplifica a tarefa, tornando a junção raiz-furca mais visível para a separação e extração. Para ressecar uma raiz que envolva um dente que seja um pilar para uma prótese parcial fixa ou que tenha sido previamente coroado e não tenha sido planeada uma nova restauração, o cirurgião endodôntico deve fazer a ressecção horizontalmente ou num ângulo oblíquo. Quanto mais vertical for o corte ressectivo, maior será a facilidade de manter a limpeza.

Deve ter o cuidado de manter a angulação correcta da broca para evitar arrancar a restante raiz ou coroa.

Quando a raiz a ser removida tiver sido completamente ressecada, pode haver perda suficiente de osso perirradicular para permitir que ela seja levantada ou elevada da meia (Figura 360). É possível, no entanto, que permaneça osso perirradicular e placa cortical suficientes para que seja necessário refletir um retalho mucoperiosteal de modo a que possa ser removido osso suficiente para facilitar a remoção da raiz. A elevação de um retalho também permite o recontorno ósseo.

O recontorno da coroa no ponto de ressecção é muito importante. As brocas de fissura simples e as pedras cónicas de diamante são ideais para este processo de remodelação. A junção da coroa com a furca deve ser suave, com um afunilamento gradual em direção ao espaço interdentário. Não deve restar qualquer vestígio de coto, e deve ser estabelecido um espaço suficiente entre a superfície inferior da coroa e o tecido para facilitar uma boa higiene oral. Após a amputação da raiz, a higiene oral pode ser melhorada com o uso de uma pequena escova redonda (Figura 3-61). O paciente deve ser instruído sobre o seu uso e monitorizado pós-cirurgicamente para uma eficácia adequada.

TÉCNICA DE AMPUTAÇÃO DE MOLARES INFERIORES:

O planeamento do tratamento é fundamental quando se avalia os molares inferiores para amputação da raiz. Se o dente não for um dente terminal na arcada ou um pilar para uma prótese parcial fixa, a extração e substituição pode ser o tratamento preferido. No entanto, alguns sucessos notáveis são vistos envolvendo hemisecção e colocação de uma prótese parcial fixa de três unidades (ver Figura 3-64). O método mais comum de amputação de raiz envolvendo **dentes molares inferiores** é a **hemisecção.** Um segundo molar mandibular terminal é ideal para a hemisecção, desde que haja oclusão oposta e suporte ósseo adequado para a raiz remanescente (Figura 3-62). A estrutura restante da raiz e da coroa é restaurada como um pré-molar.

A raiz a ser retida é submetida a uma terapia endodôntica. Um pino é colocado na raiz retida, se indicado, ou um núcleo coronal-radicular é colocado. Após a colocação do material do núcleo, é utilizado um explorador de corno de vaca afiado para identificar a localização das furcações vestibulares e linguais (ver Figura 3-55, A). Dependendo do grau de perda óssea periodontal e da espessura do tronco do dente, pode ou não ser necessário levantar um retalho mucoperiosteal. A secção coronal deve ser feita com uma broca de fissura ou uma pequena pedra de diamante cónica numa peça de mão de alta velocidade. O corte deve ser iniciado na superfície vestibular e deve seccionar o dente à custa da porção da coroa que está programada para ser removida. Deve deixar uma camada de furca proximal suficiente na porção do dente a ser retida para estabelecer uma linha de acabamento de restauração, bem como uma coroa suficiente para retenção.[42]

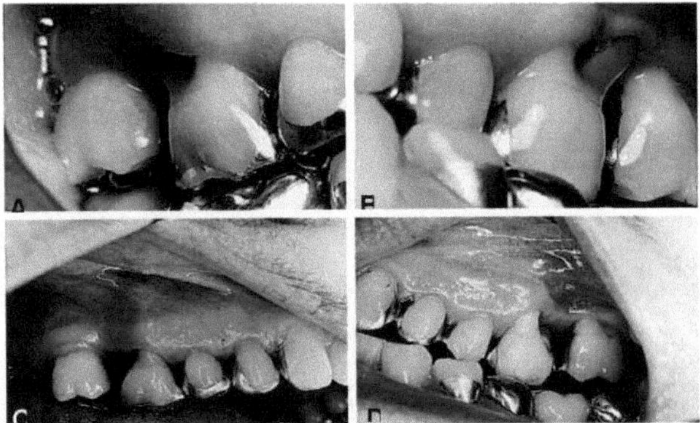

Figura 3-60 Excelente exemplo de amputação radicular oblíqua bilateral no mesmo paciente. **A,** Primeiro molar superior direito antes da terapia do canal radicular e da amputação da raiz. A raiz distobucal perdeu todo o seu suporte ósseo. Como a furca está exposta, não é necessário levantar o retalho para amputar esta raiz. **B,** Resultado 6 anos após a amputação. A mesa oclusal estreitou-se consideravelmente. **C,** Primeiro molar superior esquerdo do mesmo paciente com o alojamento ósseo da raiz distobucal completamente destruído. **D,** Resultado 6 anos após a terapia de

canal radicular e amputação; o paciente é meticuloso nos cuidados em casa.

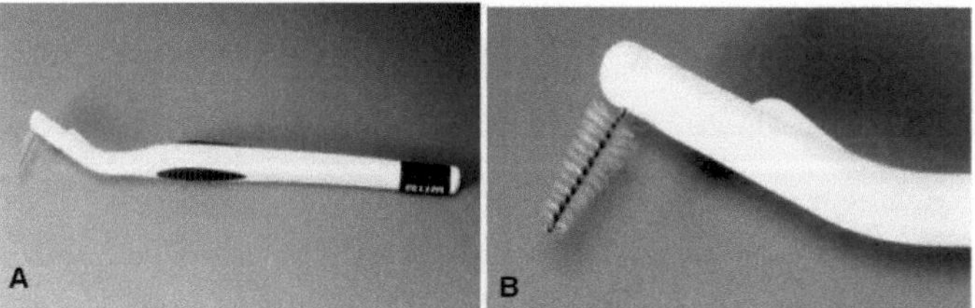

Figura 3-61 A, Auxiliares de limpeza como o Butler Proxabrush (John O. Butler Co., Chicago, Il.) são importantes para um bom cuidado de manutenção. **B,** Grande plano da cabeça do Proxabrush.

Um elevador deve ser colocado entre as duas metades da coroa e rodado suavemente para determinar se a separação está completa. Uma vez verificada a separação, a raiz patológica é removida suavemente com uma pinça ou aliviada com um elevador. Deve colocar uma gaze esterilizada **no alvéolo,** enquanto termina o contorno final da restante estrutura coronária do dente. Isto evitará que partículas de dente e de material de restauração entrem no alvéolo aberto. Após a conclusão de todo o contorno coronal, a gaze deve ser removida e, se um retalho tiver sido elevado, deve ser reposicionado e estabilizado com suturas.

A bissecção ou "bicuspidização" deve ser considerada em molares inferiores nos quais a doença periodontal invadiu a bifurcação e quando o reparo das perfurações internas da furca não foi bem sucedido. O tipo de secção coronal é semelhante ao utilizado para a hemisecção, exceto que a localização do corte é centrada na furca, de modo a dividir uniformemente a coroa. A furca é então transformada num espaço interproximal onde o tecido é mais manejável pelo paciente (ver Figura 3-59).

A amputação de **uma única raiz** dos dentes molares inferiores (deixando a coroa intacta) pode, ocasionalmente, ser indicada quando existe uma tala ou prótese parcial fixa. No entanto, na maioria dos casos, o exercício desigual de forças oclusais tende a exercer uma força não natural sobre a raiz remanescente, resultando assim em fratura radicular. Alguns dentes são tratados com sucesso pela amputação de uma única raiz, mas a duração da retenção do dente é imprevisível (Figura 3-63).

Um dente que esteja irremediavelmente envolvido, mas que seja um membro não terminal de uma prótese parcial fixa, pode ser convertido num pôntico através da amputação total da sua raiz ou raízes. Os pré-molares são os dentes mais frequentemente envolvidos nesta situação. Após a pulpectomia, o(s) orifício(s) do canal é(são) preparado(s) com uma broca redonda até um nível abaixo da margem gengival. Toda a cavidade de acesso é preenchida com amálgama ou resina composta após a colagem da dentina. Um retalho mucoperiosteal marginal vestibular/facial é levantado e toda a raiz é ressecada a um nível bem abaixo da margem gengival. A estrutura dentária remanescente deve ser contornada numa forma convexa para se assemelhar a um pôntico.[41] A raiz seccionada deve ser removida para o lado vestibular do osso alveolar e o retalho reposicionado e estabilizado com suturas apropriadas. material e perda óssea na furca. **B,** Radiografia tirada 5 anos após a amputação da raiz mesial.

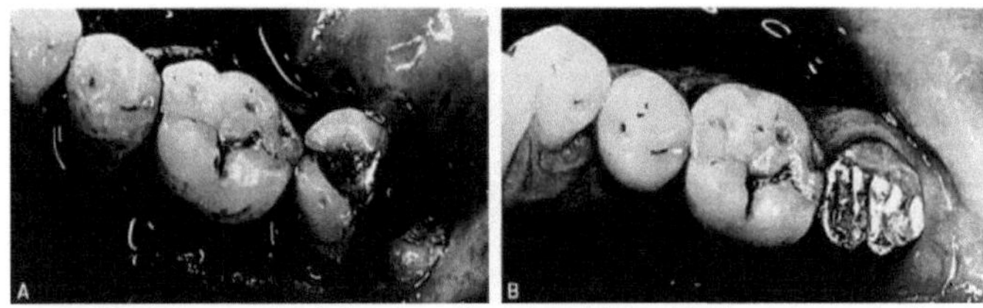

Figura 3-62 Molar terminal, hemiseccionado e bicuspidado. **A,** metade distal do dente removida. **B,** A restauração final de coroa total contacta com os molares

adjacentes e opostos.

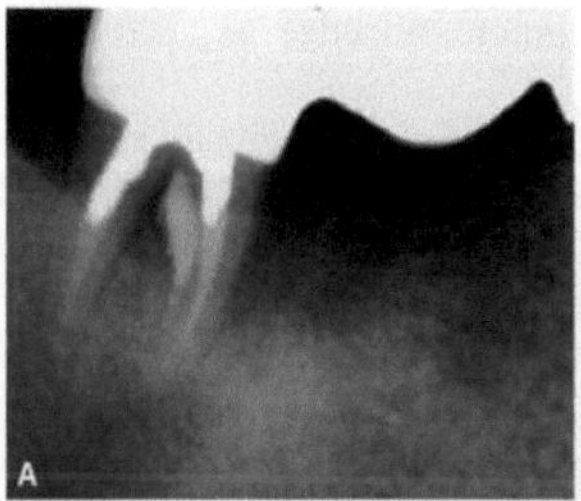

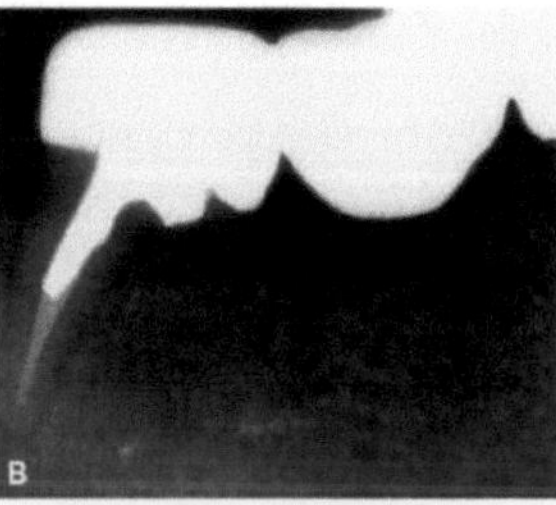

Figura 3-63 Amputação da raiz mesial de um molar mandibular envolvendo o pilar distal de uma prótese parcial fixa. **A,** Perfuração da raiz com preenchimento do canal radicular

Vários estudos avaliaram o sucesso a longo prazo de dentes ressecados e hemisecados. Os resultados variam de uma taxa de sucesso de 62 a 100%, ocorrendo em períodos que vão de 1 a 23 anos. A combinação dos dados destes estudos indica uma taxa de sucesso global de 88% para os períodos de tempo seguidos. O prognóstico a longo prazo de dentes com raízes totalmente amputadas ou hemiseccionadas depende da qualidade da cirurgia original e do recontorno da estrutura dentária remanescente, da qualidade do tratamento de canal na raiz ou raízes remanescentes, da qualidade da restauração final, da qualidade e quantidade do osso de suporte remanescente e do estado dos cuidados periodontais. Qualquer um destes factores, ou a sua combinação, pode causar o insucesso do caso. Quando todos estes elementos são bem executados, pode obter-se um resultado soberbo e duradouro (Figura 3-64).

Correção Cirúrgica do Sulco Radicular Lingual. Outro defeito periodontal grave que por vezes pode ser corrigido cirurgicamente é o sulco lingual radicular (sulco palatogengival). Encontrado quase exclusivamente nos incisivos laterais e centrais superiores, este defeito de desenvolvimento na formação da raiz impede a deposição de cimento no sulco; por conseguinte, impede a fixação do ligamento periodontal (PDL). O sulco causa então uma bolsa periodontal estreita, uma via bacteriana, frequentemente para o ápice da raiz, que pode levar à retroinfecção da polpa.

A prevalência desses sulcos pode ser maior do que se suspeitava anteriormente. Após examinar 921 incisivos superiores, Pecora e seus colaboradores, em São Paulo, relataram uma incidência de 2% nos incisivos centrais e de 2,6% nos incisivos laterais. A maioria dos sulcos dos incisivos centrais, entretanto, foi encontrada na superfície facial. Goon e seus colaboradores da Universidade do Pacífico, em São Francisco, relataram um sulco radicular **facial** incomum em um incisivo lateral superior.

Robinson e Cooley sugeriram uma intervenção cirúrgica que pode, em alguns casos, corrigir o defeito e permitir a cicatrização. Depois de uma exposição cirúrgica palatina do defeito, o sulco é eliminado através do seu desbaste com brocas redondas ou pontas de diamante. Os sulcos rasos são tratados de forma diferente dos sulcos profundos (Figura 3-65). No entanto, se o sulco lingual for tão profundo que comunique com o espaço pulpar, o caso não tem solução e está indicada a extração do dente.

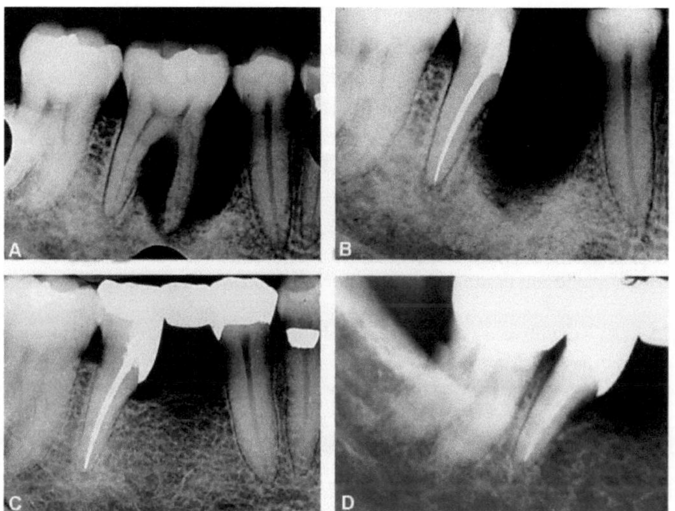

Figura 3-64 Hemisecção do molar mandibular. **A,** A decisão de hemiseccionar o molar e restaurar o espaço está relacionada com contactos abertos e futura deriva. **B,** O dente é hemiseccionado através da furca e a raiz patológica é removida. A obturação do canal radicular da raiz distal remanescente é efectuada na mesma consulta através da câmara pulpar exposta. **C,** A restauração final do espaço converte o primeiro molar num pré-molar. **D,** O filme de recordação de quarenta e sete anos atesta a terapia meticulosa e a eficácia a longo prazo deste caso.

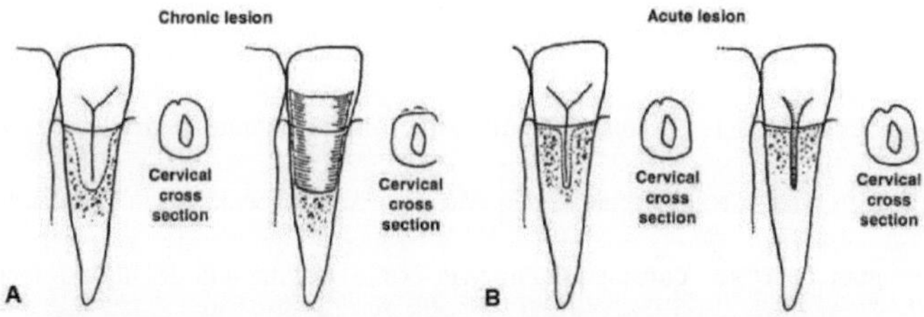

Figura 3-65 A exposição cirúrgica do sulco palatogengival permite a "saucerização" com pedras de diamante ou brocas para remover o sulco patológico. **A,** Ilustração da lesão crónica (**esquerda**) e saucerização para eliminar o sulco lingual (**direita**). O corte transversal mostra o contorno da superfície lingual com o sulco (**esquerda**) e depois de este ter sido removido. **B,** Uma lesão

aguda pode resultar em menos perda óssea do que uma lesão crónica. Nesta situação, pode ser possível eliminar o sulco sem aplanar toda a superfície lingual. O corte transversal ilustra o contorno da superfície lingual como poderia aparecer com o sulco (**esquerda**) e o seu contorno após a remoção (**direita**).

CIRURGIA DE SUBSTITUIÇÃO (EXTRACÇÃO/REPLANTE)

Grossman, em 1982, definiu a reimplantação intencional como "o ato de remover deliberadamente um dente e - após exame, diagnóstico, manipulação endodôntica e reparação - devolver o dente à sua cavidade original". A extração/reimplantação não é de forma alguma um procedimento desenvolvido recentemente. Abulcasis, um médico árabe que praticava no século XI, é o primeiro a quem se atribui o registo do princípio da extração/replantação. Desde então, muitos autores publicaram relatórios de estudos e relatos de casos sobre a técnica e os resultados da extração/reimplantação.

Indicações

É geralmente aceite que a extração/replantação é uma alternativa de tratamento aceitável quando o tratamento endodôntico não cirúrgico é impossível ou não foi bem sucedido e a cirurgia perirradicular é desaconselhável devido a um acesso visual e/ou cirúrgico deficiente ou ao perigo de danos cirúrgicos nas estruturas anatómicas adjacentes (canal mandibular, forame mental). Dryden e Arens afirmaram que a extração/replantação não deve ser sugerida como tratamento de rotina, mas deve ser considerada apenas como tratamento de último recurso. Também sugeriram o seguinte como **indicações para extração/replante**.

1. Espaço interoclusal inadequado para efetuar um tratamento endodôntico não cirúrgico causado pela amplitude de movimento limitada do paciente da

articulação temporomandibular e dos músculos associados.

2. O tratamento não cirúrgico e/ou o retratamento não são viáveis devido a obstruções do canal (ou seja, calcificação do espaço pulpar, postes, instrumentos separados, saliências intransponíveis).
3. A abordagem cirúrgica para a cirurgia perirradicular não é prática devido a factores anatómicos limitantes (ou seja, risco de parestesia devido à proximidade dos ápices radiculares ao canal mandibular ou ao forame mental).
4. Os tratamentos não cirúrgicos e cirúrgicos falharam e os sintomas e/ou a patose persistem.
5. O acesso visual é inadequado para efetuar a ressecção da extremidade radicular e a obturação da extremidade radicular.
6. Os defeitos radiculares (reabsorção, perfuração) existem em áreas que não são acessíveis através de uma abordagem cirúrgica perirradicular sem perda óssea alveolar excessiva.
7. Examinar minuciosamente a raiz ou raízes em todas as faces para identificar ou excluir a presença de um defeito radicular, como uma fissura ou perfuração da raiz.

Fundamentação e resultados

A reimplantação de dentes avulsionados de forma traumática (acidental) é universalmente aceite como o tratamento de escolha sempre que possível. Se a reimplantação se tornou o padrão de tratamento para dentes que foram avulsionados de forma traumática, por que não seria justificável **"avulsionar" intencionalmente** um dente sob o trauma controlado da extração e reimplantar o dente em condições assépticas? Dryden e Arens afirmam que, numa comunicação pessoal, Andreasen afirma que 90% de sucesso quando os dentes avulsionados são replantados em 30 minutos. Existem três factores que afectam diretamente o resultado dos procedimentos de extração/reimplantação:

1. Manter o tempo fora da caixa o mais curto possível.
2. Manter as células do ligamento periodontal na superfície da raiz húmidas com soro fisiológico ou solução salina equilibrada de Hanks durante o tempo em que o dente está fora do alvéolo.
3. Minimizar os danos no cemento e nas células do ligamento periodontal através da elevação suave e da extração do dente. Os bicos dos forcep não devem tocar no cemento, se possível.

É óbvio que o sucesso depende da capacidade de remover o dente envolvido sem fraturar a raiz ou raízes. O paciente deve ser sempre avisado de que a fratura do dente é possível e, se isso ocorrer, o dente deve ser removido e descartado.[43] Kingsbury e Wiesenbaugh relataram 151 dentes pré-molares e molares inferiores que foram extraídos, tratados e reimplantados. Eles avaliaram esses dentes durante um período de 3 anos e relataram uma taxa de sucesso de 95%. Koenig e colaboradores relataram um estudo que envolveu 192 dentes extraídos e reimplantados. Após um período de avaliação de 6 a 51 meses, relataram uma taxa de sucesso de 82%. Mais recentemente, Bender e Rossman relataram 31 casos de extração/reimplantação. Registaram uma taxa de sucesso de 80,6% com um período de observação de até 22 anos. Raghoebar e Vissink relataram 29 casos envolvendo extração/reimplante de dentes molares inferiores. Um (3%) teve de ser removido 4 semanas após a cirurgia devido a dor e mobilidade, 3 (11%) tiveram de ser removidos durante o primeiro ano devido a problemas periodontais, 4 (14%) apresentaram problemas periodontais ou reabsorção radicular, mas continuaram a ser funcionais, e 21 (72%) foram considerados bem sucedidos após um período de observação de 5 anos. Kratchman afirmou: "Com uma maior compreensão do periodonto e técnicas melhoradas, a reimplantação intencional já não deve ser vista como um tratamento de último recurso, mas sim como uma alternativa de tratamento bem sucedida.

Etapas da extracçãoZReplantação

Uma vez determinada e aceite a extração/replantação como tratamento de eleição, o tratamento endodôntico ortógrado deve ser concluído da melhor forma possível e a câmara pulpar e o acesso coronal devem ser restaurados para ajudar a estabilizar e reforçar a estrutura coronal do dente:

Após a incisão das fibras periodontais com uma lâmina de bisturi n.º 15, o dente a extrair deve ser lenta e suavemente elevado com um elevador cirúrgico de tamanho e estilo adequados até se conseguir uma mobilidade de classe III. Este é um passo muito importante no processo de extração, uma vez que ajuda a realizar a extração com a menor probabilidade de fratura da raiz.

1. Escolhe-se a pinça adequada e, de preferência, os bicos são envolvidos por uma esponja de gaze esterilizada saturada com soro fisiológico normal ou solução salina equilibrada de Hanks. Devem ser feitas todas as tentativas para minimizar os danos no cemento durante o processo de extração.

2. Após a extração, o dente deve ser segurado com o fórceps, protegido por uma gaze saturada ou manualmente na parte coronal com uma gaze saturada. As raízes do dente devem ser cuidadosamente examinadas com iluminação de fibra ótica e ampliação para avaliar a presença de fracturas radiculares ou defeitos radiculares, tais como perfurações ou reabsorções. A aplicação de corante azul de metileno nas superfícies radiculares pode melhorar a visualização de defeitos radiculares que de outra forma não seriam visíveis. É extremamente importante que as superfícies radiculares sejam constantemente banhadas com soro fisiológico normal ou solução salina balanceada de Hanks durante o tempo em que o dente estiver fora do alvéolo.[43] A reimplantação intencional é melhor realizada como um esforço de equipa, com cada membro da equipa treinado e especializado na sua função específica.
3. Se não forem evidentes fracturas radiculares e o prognóstico para a reimplantação parecer positivo, quaisquer defeitos radiculares devem ser reparados com um material adequado. Se for indicada a ressecção da extremidade da raiz, esta deve ser efectuada com uma broca de fissura simples numa peça de mão de alta velocidade sob irrigação constante. Devem ser ressecados dois a três milímetros da extremidade da raiz. Deve ser efectuada uma pequena preparação da extremidade radicular de classe I com uma broca ou uma ponta ultra-sónica que se estenda pelo menos 3 mm para dentro da raiz e deve ser colocada uma obturação apropriada na extremidade radicular.
4. Após a reparação de quaisquer defeitos radiculares e/ou ressecção da extremidade da raiz e obturação da extremidade da raiz, o alvéolo de extração

deve ser irrigado com soro fisiológico normal e suavemente aspirado para remover qualquer coágulo de sangue que se possa ter formado. O dente é então cuidadosamente recolocado no seu alvéolo. Por vezes, a reinserção do dente no alvéolo pode ser difícil, especialmente se houver um trajeto crítico de inserção. Também deve ter cuidado para que o dente seja recolocado no alvéolo na sua orientação correcta.

5. Depois de o dente ter sido inserido no alvéolo, deve ser colocada uma esponja de gaze enrolada no aspeto oclusal do dente e o doente deve ser instruído a morder para que a força interoclusal assente o dente no alvéolo. O doente deve ser instruído a manter a pressão interoclusal durante aproximadamente 5 minutos.

   Na maioria dos casos, os dentes posteriores estão bem retidos nas suas cavidades e a estabilização não é normalmente necessária. Se for evidente uma mobilidade excessiva, sugere-se a colocação de uma tala. O tipo de tala e o período de tempo recomendados são os mesmos que os recomendados para a reimplantação após avulsão traumática. No caso de um dente posterior, a estabilização pode ser conseguida através da colocação de uma sutura em forma de 8 sobre a superfície oclusal do dente. A sutura pode ser fixada na superfície oclusal do dente colocando um sulco raso no aspeto vestibular-lingual da coroa (Figura 3-64). A estabilização também pode ser conseguida através da utilização de um fio flexível com condicionamento ácido e colagem com resina composta a um dente adjacente (Figura 3-67).

6. O paciente deve ser visto 7 a 14 dias após a cirurgia de reimplante intencional

para remover qualquer estabilização que tenha sido colocada e para avaliar a mobilidade do dente. A avaliação pós-cirúrgica é recomendada aos 2, 6 e 12 meses após a cirurgia (Figura 3-68).

A reimplantação intencional não é um procedimento completamente previsível. No entanto, em condições favoráveis, alguns autores relataram taxas de sucesso superiores a 20 anos.

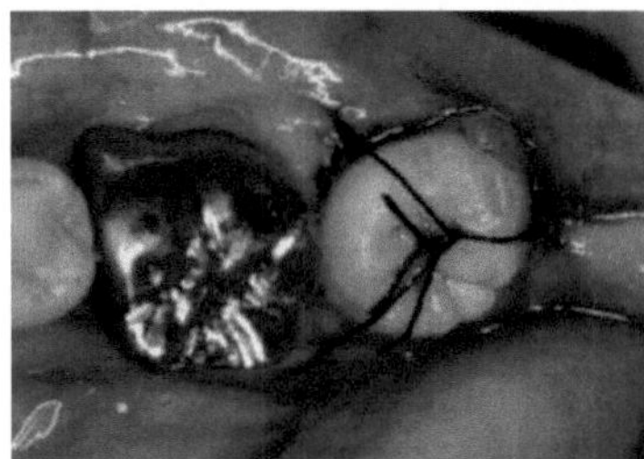

Figura 3-66 A estabilização do dente reimplantado foi conseguida através da colocação de uma sutura sobre a superfície oclusal.

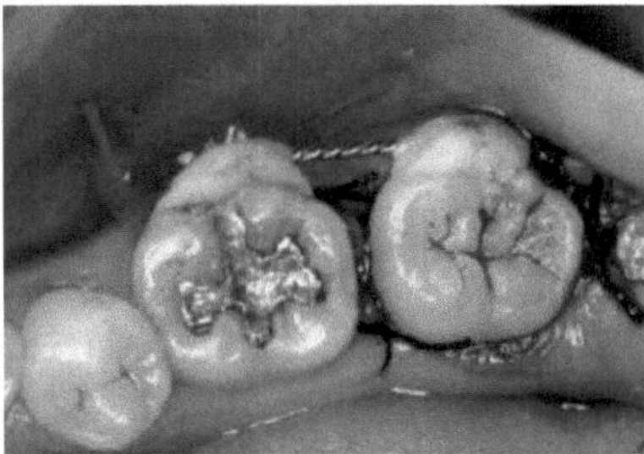

Figura 3-67 A estabilização do dente reimplantado foi conseguida através da colagem de um fio flexível ao dente adjacente com resina composta.

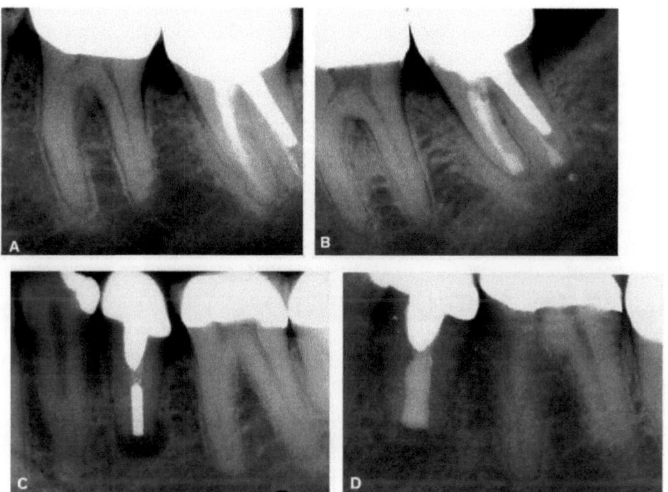

Figura 3-68 A, O doente referiu dor à pressão 1 ano após a terapia do canal radicular, pilar e coroa. A extração/replante foi escolhida devido à proximidade do canal mandibular. **B,** Radiografia 4 anos após o procedimento de extração/reimplantação com material de restauração intermédio (IRM) para obturações da extremidade da raiz. O paciente está assintomático. **C,** O paciente apresentou dor e inchaço intra-oral localizado, tratamento do canal radicular e coroa 20 anos. **D,** Três anos após o procedimento de extração/reimplantação. A ponta de prata foi removida e o espaço do canal radicular foi preenchido com guta-percha e selante através de uma abordagem retrógrada.

CIRURGIA DE IMPLANTES

Dois tipos de implantes endósteos são da competência da endodontia: **os implantes endodônticos e os implantes osteointegrados**, também designados por implantes endósseos. Isto não quer dizer que todos os dentistas, ou endodontistas, devam colocar implantes endósseos, especialmente quando o osso alveolar de suporte é com- prometido. Apenas aqueles que são especialmente treinados e têm uma vasta experiência em cirurgia perirradicular e periodontal devem estar envolvidos na colocação de implantes. Jansen afirmou que muitos profissionais consideraram os procedimentos de implantes demasiado difíceis, a curva de aprendizagem longa e o pessoal de apoio do consultório inseguro quanto ao seu papel no procedimento.

Os dentistas de restauração que colocam implantes fazem-no, em média, apenas dois a três por ano.[44-45] Este número é insuficiente para adquirir as competências de diagnóstico e tratamento necessárias para efetuar procedimentos de colocação de implantes bem sucedidos.

Implantes endodônticos

Faz todo o sentido que, se um implante rígido puder estender-se com segurança para além do ápice do dente, para dentro de uma

Se o paciente tiver um dente com um suporte enfraquecido, fica bem servido e talvez tenha evitado a substituição durante algum tempo. Este é o raciocínio por detrás do conceito do implante endodôntico, muitos dos quais se revelaram bastante bem sucedidos (Figura 3-69). Por outro lado, quando se registou uma taxa de insucesso demasiado elevada dos implantes endodônticos, a profissão desistiu da sua utilização.

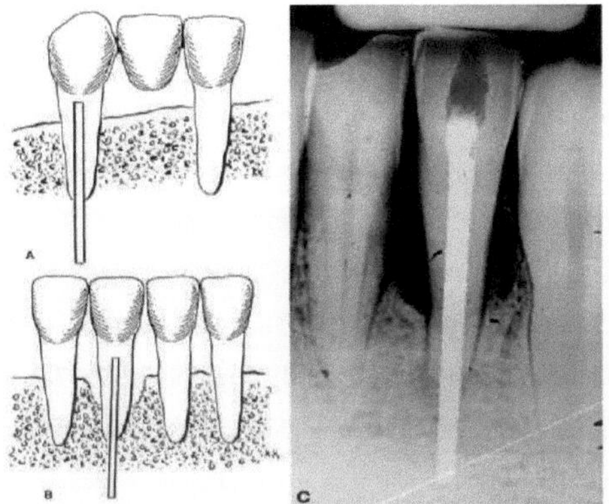

Figura 3-69 Indicações para implantes endodônticos. **A,** Estabilização de um pilar de ponte periodontalmente enfraquecido. **B,** Esforço de restauração considerável para substituir o dente, e os dentes adjacentes seriam pilares pobres. **C,** Implante num incisivo difícil de restaurar. A condição periodontal deve ser tratada e controlada.

REFERÊNCIAS

1. Endodontic Practice 13th Edition Grossman's pg. 463
2. John I. Endodontics 5th edição Ingle, DDS, MSD pg.673
3. Gutmann J, Harrison J. Surgical endodontics. St. Louis (MO): Ishiyaku EuroAmerica; 2022 maio;1890(32):904-905.
4. Frank A, Simon J, Abou-Rass M, Glick D. Endodontia clínica e cirúrgica: conceitos na prática. Philadelphia: JB Lippincott; 2017 Jul;3(3):88-93.
5. Cohen S, Schwartz S. J Calif Dent Assoc 1987 Apr;13(4):191-197.
6. AAE Endodontia, Colegas para a Excelência. Chicago, primavera/verão, 1999.
7. Najjar TA. Porque é que não consegue obter uma anestesia regional adequada na presença de infeção? Oral Surg 1977 Jul;44(1):7-13.
8. Bellizzi R, Loushine R. Um atlas clínico de cirurgia endodôntica. Editora Quintessência; 1991.
9. Malamed SF. Handbook of local anesthetics (Manual de anestésicos locais). 2ª ed. St. Louis (MO): Mosby; 1986.
10. Lindorf HH. Investigação dos efeitos vasculares dos anestésicos locais e vasoconstritores mais recentes. Oral Surg 1979 Oct;48(4):292-297.
11. Cutright DE, Hansuck EE. Microcirculação das regiões periorais da *Macaca rhesus.* Oral Surg 1970 May;29(5):776-785.
12. Davis WL. Histologia oral: estrutura e função celular. Philadelphia: WB Saunders; 2011 Sep;81(5):836-842.
13. Hooley JR, Whitacre RJ. A self-instructional guide to oral surgery in general dentistry (Guia auto-instrucional de cirurgia oral em medicina dentária geral). 2ª ed. Seattle: Stoma Press; 1980.
14. Macphee R, Cowley G. Essentials of periodontology and periodontics (Fundamentos de periodontologia e periodontia). 3a ed. Oxford: Blackwell Scientific Publications; 1981.
15. Gutmann JL, Harrison JW. Cirurgia endodôntica posterior:
16. Considerações anatómicas e técnicas clínicas. Int Endod J 1985 Jan;18(1):8-

34.

17. Gutmann JL. Princípios de cirurgia endodôntica para o médico de clínica geral. Dent Clin North Am 1984 May;28(3):895-902.
18. Tetsch P. Desenvolvimento de temperaturas elevadas após osteotomias. J Maxillofac Surg 1974 Jan;21(4):141-148.
19. Eriksson AR, Albrektsson T. Lesão do tecido ósseo induzida pelo calor. Swed Dent J 1982 Jun;6(2):262-270.
20. Eriksson AR, Albrektsson T, Grane B, McQueen D. Thermal injury to bone. Uma descrição vital-microscópica dos efeitos do calor. Int J Oral Surg 1982Mar;11(4):115-121.
21. Eriksson AR, Albrektsson T. Níveis de limiar de temperatura para lesão do tecido ósseo induzida pelo calor: um estudo vital-microscópico no coelho. J Prosthet Dent 1984 Jul;50(6):101-108.
22. Barron SL, Gottliev B, Crook JH. Curetagem periapical ou apicectomia. Texas Dent J 1947 Jan;65(4):37-43.
23. Pearson HH. Curetar ou ressecar? J Can Dent Assoc 1949 Feb;14(3):508-517.
24. Wakely JW, Simon WJ. Curetagem apical ou apicoectomia? Dent Assist 1977 Apr;46(5):29-34.
25. Gutmann JL, Pitt Ford TR. Gestão da extremidade radicular ressecada: uma revisão clínica. Int Endod J 1993 Aug;26(4):273-281.
26. el-Swiah JM, Walker RT. Razões para apicectomias: um estudo retroativo. Endod Dent Traumatol 1996 May;12(2):185-191.
27. Andreasen JO, Rud J. Um estudo histológico das estruturas dentárias e peri-apicais após cirurgia endodôntica. Int J Oral Surg 1972 Feb;1(1):272-279.
28. Ichesco WR, Ellison RL, Corcoran JR, Krause DC. A spec- trophotometric analysis of dentinal leakage in the resected root [abstract]. J Endod 1986 Sep;12(2):129-136.
29. Tidmarsh BG, Arrowsmith MG. Túbulos dentinários nas extremidades das raízes de dentes apicectados: um estudo de microscopia eletrónica de varrimento. Int Endod J 1989 Dec;22(3):184- 189.

30. Beatty R. O efeito do desenho do preparo para obturação reversa na fuga apical [resumo]. J Dent Res 1986 Jun;65(5):259-267.

31. Gagliani M, Tusker S, Molinari R. Preparação ultra-sónica da extremidade radicular: influência do ângulo de corte no selamento apical. J Endod 1998 Jan;24(4):726-734.

32. Hu Young-Yi, Kim S. A superfície radicular ressecada. Dent Clin North Am 1997 Apr;41(4):529-535.

33. Jou YT, Pertl C. Existe um melhor material de obturação retrógrada. Dent Clin North Am 1997 Oct;41(5):555-564.

34. Owadally ID, Chong BS, Pitt Ford TR, Wilson RF. Propriedades biológicas do IRM com a adição de hidroxiapatite como material de obturação radicular retrógrada. Endod Dent Traumatol 1994 Jun;10(3):228-237.

35. Makkawy HM, Koka S, Lavin MT, Ewoldsen NO. Citotoxicidade dos materiais de perfuração radicular. J Endod 1998 Feb;24(4):477-485.

36. Zhu Q, Safavi E, Spangberg LSW. Avaliação citotóxica de materiais de obturação de extremidades radiculares em culturas de células semelhantes a osteoblastos humanos e células do ligamento periodontal. J Endod 1999 Jul;25(4):410-418.

37. Harrison JW, Johnson SA. Cicatrização de feridas excisionais após a utilização de IRM como material de preenchimento de extremidades radiculares. J Endod 1997 Mar;23(3):19-26.

38. Pitt Ford TR, Andreasen JO, Dorn SO, Kariyawasam SP. Efeito das obturações radiculares IRM na cicatrização após o reimplante. J Endod 1994 Sep;20(2):381-388.

39. Rifkin BR, Vernillo AT, Golub LM. Bloqueio da progressão da doença periodontal através da inibição de enzimas destruidoras de tecidos: um potencial papel terapêutico para as tetraciclinas e os seus análogos quimicamente modificados. J Periodontol 1993 Aug;64(6):819-827.

40. Anson D. Sulfato de cálcio: uma observação de 4 anos da sua utilização como barreira reabsorvível na regeneração tecidular guiada de defeitos peri-dontais. Compend Contin Educ Dent 1996 Jan;17(4):895-903.

41. Kirchoff DA, Gerstein H. Contorno pré-cirúrgico da coroa para procedimentos de amputação de raízes. Oral Surg 1969 Sep;27(4):379-387.

42. Bergenholtz A. Radectomia de dentes multirradiculares. J Am Dent Assoc 1972 Ago;85(8):870-881.

43. Grossman L. Reimplantação intencional de dentes. J Am Dent Assoc 1982 Jul;104(8):633-642.

44. Weine FS, Frank AL. Sobrevivência do implante endodôntico endósseo. J Endod 1993 Oct;19(3):524-531.

45. Orlay JG. Tratamento endodôntico com splinting na doença periodontal. Br Dent J 1960 Jul;108(6):118-127.

INDICAÇÕES DE CIRURGIAS EM ENDODONTIA

Costumava haver uma infinidade de indicações para a cirurgia endodôntica; muitas das quais estavam relacionadas com dificuldades em recuperar o acesso ao sistema de canais radiculares para o retratamento não cirúrgico. No entanto, as técnicas modernas de retratamento não cirúrgico permitem uma melhor capacidade de obter acesso coronal e radicular; juntamente com uma melhor compreensão das causas do insucesso do tratamento, a preferência é realizar o retratamento não cirúrgico do canal radicular antes de considerar a cirurgia endodôntica. A menos que o sistema de canais radiculares seja limpo, modelado e obturado, os microrganismos viáveis podem persistir mesmo após a cirurgia endodôntica, constituindo um potencial fator de risco para a recorrência da patologia perirradicular. A ideia de que é possível conter os micróbios no interior do sistema de canais radiculares apenas com a realização de cirurgia endodôntica não é apenas falsa, mas também ultrapassada e mal orientada.[1]

Como resultado, as indicações para a cirurgia endodôntica são reduzidas às seguintes:

- Doença persistente (com ou sem sintomas) num dente previamente obturado, em que o retratamento não cirúrgico do canal radicular não pode ser efectuado, não é exequível ou falhou; por exemplo, a presença de um poste de tamanho e comprimento significativos cuja remoção acarreta um risco elevado de fratura radicular.
- Correção de erros iatrogénicos não passíveis de uma abordagem cirúrgica; por exemplo, a remoção ou recuperação de material de obturação radicular extrudido

ou de um instrumento fracturado.

• Necessidade de biópsia ou de investigação cirúrgica; por exemplo, pode ser necessária uma biópsia para análise histopatológica de uma lesão de aspeto suspeito ou a visualização direta necessária para explorar uma suspeita de fratura radicular.

• Como abordagem combinada, em conjunto com o retratamento поп-cirúrgico para resolver problemas técnicos múltiplos; por exemplo, uma grande lesão perirradicular, um quisto radicular suspeito, a impossibilidade de manter um canal seco e um ápice aberto num dente anterior permanente imaturo. Uma abordagem combinada pode também fazer parte de um redesenho anatómico (amputação radicular, ressecção dentária, bicúspide) com casos periodontais-endodônticos.

• Quando os factores do paciente ditam que pode ser mais conveniente considerar uma abordagem de retratamento do canal radicular cirúrgica em vez de não cirúrgica.[1]

CONTRA-INDICAÇÕES PARA CIRURGIAS EM ENDODONTIA

Não existem muitas contra-indicações para a cirurgia endodôntica; podem ser divididas em factores gerais e locais.

<u>Geral:-</u>

• Factores do doente, incluindo considerações psicológicas e doenças sistémicas, por exemplo, discrasias hemorrágicas.

• Factores clínicos, incluindo a formação, competência e experiência do operador, disponibilidade de equipamento e instalações.

<u>Local:-</u>

• Factores dentários, incluindo a capacidade de restauração do dente, o comprimento da raiz, o suporte periodontal e o estado de higiene oral do paciente

- Factores anatómicos, incluindo a proximidade de estruturas neurovasculares. Por exemplo, os nervos alveolar inferior e mental podem estar em risco com a cirurgia de molares e pré-molares inferiores; da mesma forma, o feixe neurovascular palatino com um retalho palatino

- Factores de acesso cirúrgico. Por exemplo, a capacidade de um paciente abrir bem a boca, o que afectará a capacidade do operador de ver e aceder facilmente ao local da cirurgia. Na região posterior da mandíbula, a largura alargada da crista oblíqua externa, quando combinada com os ápices radiculares dos dentes molares colocados lingualmente, pode complicar a visibilidade e o acesso. Outro exemplo é a presença de uma grande exostose óssea, que pode dificultar consideravelmente a incisão e a reflexão de um retalho.[1]

REFERÊNCIAS

1) Chong BS, Rhodes JS. Cirurgia endodôntica. BrDentJ. 2014 Mar 21;216(6):281-90.

CONSIDERAÇÕES PRÉ-OPERATÓRIAS

História:-

A queixa do doente

Muitas vezes é possível determinar um diagnóstico diferencial exato derivado da história antes mesmo de examinar o paciente. A dor pulpar, periodontal e periapical têm todas características descritivas, mas é necessário considerar também causas de desconforto mais invulgares que podem por vezes imitar a dor dentária, como a dor neuropática, sinusite ou idiopática. Embora superficialmente estas possam ser difíceis de diagnosticar, existem frequentemente sinais e sintomas que não se alinham com a dor odontogénica.[1]

Historial médico

Embora não existam contra-indicações médicas para o tratamento do canal radicular e poucas contra-indicações absolutas para a cirurgia endodôntica, é necessário um historial médico detalhado, uma vez que existem várias condições que podem influenciar o tratamento do doente. A classificação de estados físicos da Sociedade Americana de Anestesiologistas (ASA) (Tabela 5.1)[2] é uma ferramenta simples para determinar a saúde física de um paciente. Em geral, os doentes das classes I e II da ASA podem ser tratados com segurança nos cuidados primários. Uma avaliação da adequação dos doentes da Classe III da ASA para serem submetidos a cirurgia endodôntica teria de ser feita numa base individual, com o contributo de colegas médicos gerais ou especialistas, se necessário. Os doentes da classe IV seriam considerados inadequados para cirurgia endodôntica electiva e qualquer tratamento dentário não urgente deveria ser adiado para uma altura em que o estado físico geral do doente tenha melhorado.

Table 5.1 A summary of the American Society of Anesthesiologist's classification of physical states

ASA Class	Definition	Examples
I.	A normal healthy patient	Non-smoker, normal weight, minimal alcohol use
II.	Mild systemic disease	Tobacco use, moderate alcohol intake, pregnancy, obesity, well controlled chronic diseases such as asthma/diabetes/hypertension
III.	Severe systemic disease	COPD, morbid obesity, hepatitis, excessive alcohol intake, >3 month history of MI/CVA/TIA, poorly controlled chronic diseases such as asthma/diabetes/hypertension
IV.	Severe systemic disease that is a constant threat to life	Recent (< 3 month) history of MI/CVA/TIA
V.	Moribund	Massive trauma, multiple organ failure, ruptured abdominal/thoracic aneurism
VI.	Brain dead (organs to be removed for donor purposes)	

Table 5.2 Summary of the management of common bleeding risks

Potential bleeding risk	Management with regards to endodontic surgery
Dual antiplatelet therapy; for example, aspirin and clopidogrel	Consult cardiologist
New oral anticoagulants (NOACs); for example, dabigatran, revaroxiban, apixaban	Dentist to advice patient to alter dose For drugs taken twice daily (for example, apixaban/dabigatran; omit morning dose) For drugs taken once daily (for example rivaroxaban); delay dose until four hours post-operatively
Injectable anticoagulants; for example, dalteparin, enoxaparin, tinzaparin	Consult with patient's medical hospital consultant
Vitamin K antagonists; for example, warfarin	Check INR within 72 hours of treatment. If INR >4 then treatment should be postponed until INR is stable
Combination medication	Liaise with GP/hospital consultant
Inherited/acquired bleeding disorders; for example, haemophilia, von Willebrands disease	Liaise with haematologist

Risco de hemorragia

A hemorragia é um risco durante qualquer cirurgia em que seja efectuada uma incisão e existe uma série de condições e medicamentos que podem potenciar este risco de hemorragia. É importante notar que, embora estejam disponíveis orientações gerais, nenhuma das principais directrizes faz referência à cirurgia endodôntica nas suas descrições do que constitui tratamento dentário.

Condições ósseas

Devem ser identificadas quaisquer condições que afectem a cicatrização óssea. Principalmente, estas incluem os pacientes que têm um historial de radioterapia e os que tomam bisfosfonatos. Não existem orientações oficiais em relação à endodontia, no entanto, seria sensato considerar o tratamento de reenraizamento ortógrado, se possível, nestes doentes, tendo sido sugerido que a endodontia cirúrgica deveria ser contra-indicada. Se o tratamento ortógrado não for possível, deve então discutir os riscos inerentes tanto à extração como ao tratamento endodôntico cirúrgico. Nesses casos, pode não haver uma resposta "certa", mas a microcirurgia endodôntica pode muito bem ser menos invasiva do que a exodontia em alguns casos. É essencial uma ligação estreita com o apoio médico necessário se houver dúvidas sobre o estado de exposição e o risco de necrose óssea.[1]

Cobertura de esteróides

Foram comunicados casos de crises supra-renais precipitadas pelo tratamento dentário em doentes que tomam medicamentos esteróides e tem havido um debate em torno da necessidade de cobertura de esteróides nesses doentes. Recomenda-se que, em doentes que estejam a tomar medicação com esteróides, seja fornecida uma cobertura adicional com base no nível de stress fisiológico causado por um procedimento. Para procedimentos cirúrgicos orais menores, como a endodontia cirúrgica, recomenda-se que o doente tome a sua dose matinal de esteróides como habitualmente, seguida de uma dose dupla da sua dose seguinte uma hora antes do procedimento, e que continue com doses duplas nos intervalos habituais durante 24 horas.[1]

Doenças cardiovasculares

Não existe qualquer contraindicação para o tratamento endodôntico cirúrgico, se a doença cardiovascular estiver bem controlada. Nos doentes que sofreram um enfarte do miocárdio recente ou que se encontrem gravemente hipertensos, o tratamento cirúrgico eletivo deve ser adiado até que a sua condição tenha estabilizado. Várias doenças cardíacas podem predispor à endocardite infecciosa após a cirurgia endodôntica. As orientações actuais estipulam que a profilaxia antibiótica não é recomendada por rotina para pacientes submetidos a cirurgia dentária. No entanto, a cirurgia apical pode ser considerada um procedimento de alto risco e, em pacientes de alto risco, pode ser considerada uma dose única de profilaxia antibiótica. Os conselhos de implementação mais recentes relativamente às directrizes NICE sugerem que, em doentes com determinadas condições, como válvulas protésicas, endocardite anterior ou doença cardíaca congénita, a profilaxia antibiótica deve ser considerada através da ligação com o seu cardiologista. Sugere-se também que se discutam os sinais e sintomas da endocardite infecciosa e os riscos e benefícios da profilaxia antibiótica com todos os doentes "em risco".

Capacidade Mental

Os doentes com capacidade reduzida para consentir não estão contra-indicados para cirurgia ou tratamento ortógrado do canal radicular, mas o tratamento complexo destes doentes pode ser exigente, se não impossível. Uma decisão de interesse superior, tomada em conjunto com os familiares mais próximos, os prestadores de cuidados e, se necessário, um defensor independente da capacidade mental, pode incluir a endodontia cirúrgica se for clinicamente adequada. Os principais factores a considerar devem ser a complexidade do tratamento, a capacidade do doente para se submeter aos cuidados e os adjuvantes IV ou AG necessários para facilitar esses cuidados. Exame O exame extra-oral identificará a presença de inchaços, seios nasais ou linfadenopatia no pescoço ou na face. Todos estes factores podem apoiar o diagnóstico de doença endodôntica persistente (Figuras 5-1 e 5-2).[1]

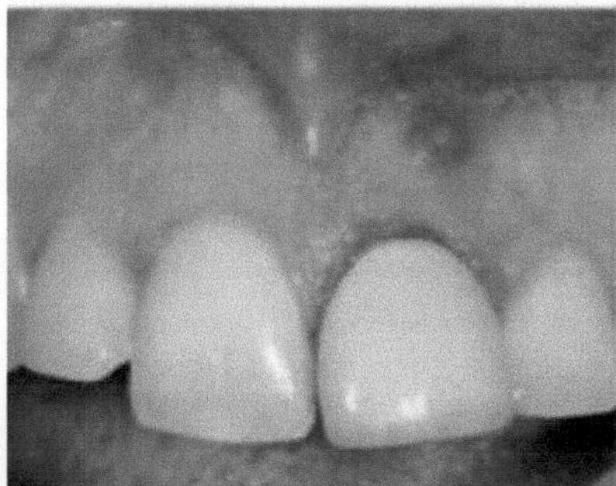

Figura 5-1 O trajeto do seio é uma evidência clara de doença endodôntica

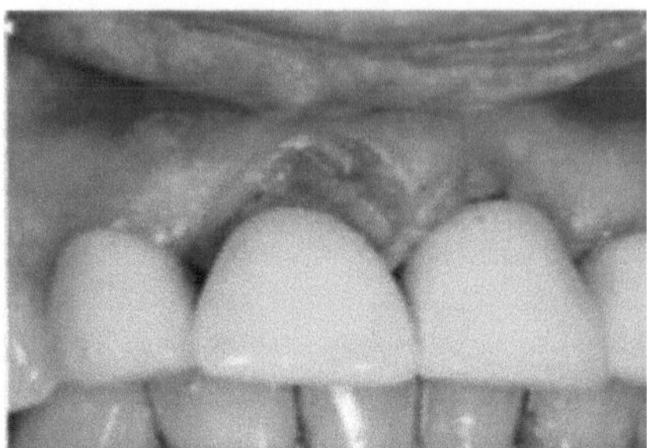

Figura 5-2 Esta é uma apresentação um pouco mais desafiadora: há um seio disto- apicalmente ao 11, uma bolsa de drenagem na vestibular média do 11 e 21. É claramente necessária uma investigação adicional

O exame intra-oral deve avaliar a higiene oral e a oclusão do doente. Devem também ser registados os pormenores de qualquer doença periodontal, cárie ou perda da superfície dentária. Ao avaliar dentes previamente tratados endodonticamente, deve prestar especial atenção aos seguintes aspectos:

- A presença de trajectos sinusais nos tecidos moles bucais ou palatinos
- Sensibilidade no sulco bucal
- Mobilidade
- Tendência para a percussão
- Bolsa profunda isolada sugestiva de fratura radicular
- Expansão do osso alveolar
- A qualidade da restauração coronal
- O estado periodontal do dente.

A Tabela 5.3 apresenta alguns dos factores ao nível do dente que podem influenciar o tratamento do doente (Figura 5-3).[1]

Antibióticos:-

Os operadores sabem bem que a sua aplicação é frequente, possivelmente mais frequente na cirurgia oral e maxilofacial do que noutras especialidades dentárias. Os antibióticos podem ser administrados no pré-operatório, antes da realização da cirurgia endodôntica, e tem havido interesse na sua utilização na cirurgia endodôntica. Este interesse teve origem em 1989, quando High e Russell exploraram a utilização de cimento contendo antibióticos (Gentamicina) como material de restauração retrógrada, em alternativa à amálgama. Este material exibiu qualidades bactericidas superiores às da amálgama; no entanto, todo o estudo foi in vitro e não houve observação de benefícios directos para os pacientes. Alguns autores estavam interessados na reação imunológica após a cirurgia em pacientes que tinham recebido antibióticos no pré-operatório. Embora esta investigação em particular tenha concluído uma redução da ativação imunológica com a prescrição pré-operatória de antibióticos, o desenho do estudo é questionável. Foram estudados apenas 23 doentes, 17 dos quais não receberam qualquer terapêutica antibiótica. Dos seis pacientes que receberam antibióticos profiláticos, não há menção do que foi prescrito ou como foi administrado. Além disso, a ativação imunológica foi medida através de marcadores de urina, e não clinicamente, o que pode levar os leitores a questionar a validade da conclusão.

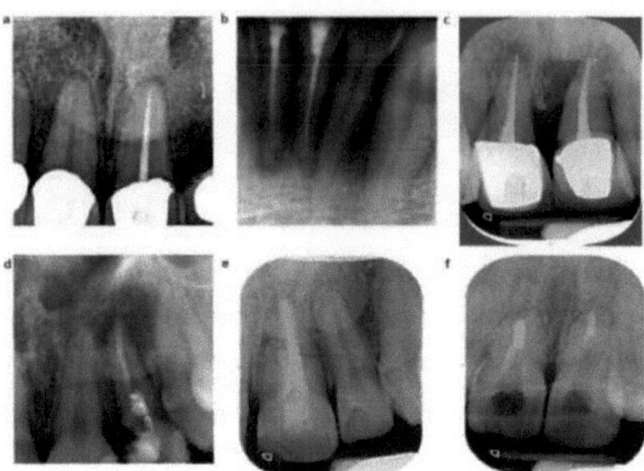

Figura 5-3 a) As margens coronais comprometidas podem explicar a infeção intra-radicular persistente num 21 de outra forma bem formado e limado. Esta apresentação apoiaria a remoção, o retratamento e a substituição das restaurações em vez da cirurgia; b) a má forma, o comprimento e a obturação destes incisivos inferiores devem sempre apontar para o retratamento em vez da cirurgia; c) a lesão neste 21 está no aspeto mesio-apical e associada a um defeito vertical, sugerindo que a patologia é de natureza periodontal e não endodôntica, pelo que se deve ter cuidado ao propor a cirurgia; d) sem abordar o selamento coronal no 22, é improvável que qualquer tipo de tratamento seja bem sucedido; e) a patologia do 21 tem origem na linha de fratura e não no ápice. A amputação da porção apical e a obturação retrógrada da raiz podem ser possíveis, mas tornariam este dente móvel; f) "when you ain' t got nothing, you got nothing to lose" cantava Dylan, mas neste caso há tudo a perder! A cirurgia apical não deixaria nenhuma raiz

Table 5.3 Factors to be considered before performing endodontic surgery	
Factor to consider	**Clinical or radiological signs**
Quality of coronal restoration (Fig. 5.3a)	Leaking margins Lack of cuspal coverage
Quality of endodontic restoration (Fig. 5.3b)	Poorly condensed Presence of voids Absence of orthograde filling material More than 2mm short of radiographic apex
Periodontal health (Fig. 5.3c)	Mobility Bleeding on probing Pathological pocketing Perio-endo lesions Vertical or horizontal bone loss
Caries (Fig. 5.3d)	Stickiness on probing crown margins (secondary caries in extra-coronal restoration can be difficult to diagnose radiographically)
Root fractures (Fig. 5.3e)	Localised, deep areas of pocketing Mobility of a post crown A history of de-bonding of post crowns
Tooth morphology (Fig. 5.3f)	Poor crown root ratio

O pensamento do autor é semelhante ao de Carrotte de que a terapia antibiótica raramente é necessária para procedimentos cirúrgicos endodônticos de rotina, mas isso pode precisar de ser adaptado às circunstâncias de cada paciente, em particular quando os factores de risco para complicações são aparentes. A evidência mais relevante da literatura é um forte estudo de Lindeboom e co-autores. O seu estudo aleatório, controlado e em dupla ocultação foi realizado prospectivamente. Os autores utilizaram clindamicina (600 mg) ou placebo no pré-operatório em 256 doentes e continuaram a observar o local da cirurgia até quatro semanas após a cirurgia. Foram registadas duas infecções no pós-operatório no grupo de doentes que receberam clindamicina, em comparação com quatro doentes que receberam a alternativa placebo. Como resultado, não foi registada qualquer diferença estatisticamente significativa. Infelizmente, este estudo centrou-se apenas na utilização da clindamicina como antibiótico de eleição e não se sabe se as terapias antibióticas alternativas produziriam resultados diferentes. De acordo com as actuais directrizes clínicas do Reino Unido, a clindamicina não é um antibiótico de "primeira linha" recomendado em medicina dentária. Um estudo mais recente, que analisou os resultados de cicatrização a longo prazo após cirurgia endodôntica, confirmou a ausência de benefícios com a prescrição de antibióticos um ano após a cirurgia.[3]

A UTILIZAÇÃO DE BOCHECHOS COM GLUCONATO DE CLOREXIDINA

O enxaguatório bucal é um dos produtos mais utilizados em odontologia e 10,2% das prescrições de medicamentos emitidas pelo PIB são para enxaguatório bucal de gluconato de clorexidina (0,2%). No seguimento do trabalho inicial de Martin em 1987, é relevante um estudo prospetivo que avalie a dor pós-operatória e o inchaço após o tratamento endodôntico cirúrgico. O gluconato de clorexidina foi administrado como enxaguatório bucal duas vezes ao dia para pacientes três dias antes da cirurgia, e o uso continuou por sete dias após a cirurgia. Os resultados demonstraram que mais de 75% dos pacientes não apresentavam sintomas num dia de pós-operatório. Isto parece encorajador, mas este estudo tem vários pontos fracos. Não existe um grupo de controlo, alguns doentes também receberam antibióticos (o que pode ter contribuído para o elevado número de doentes sem sintomas) e um período de seguimento mais longo poderia produzir resultados mais relevantes. Embora o gluconato de clorexidina (0,12% e 0,2%) seja utilizado com tanta frequência tanto nos cuidados primários como secundários, a investigação futura pode preconizar uma maior precaução na sua utilização. Relatórios recentes revelaram dois casos de morte por anafilaxia na sequência da utilização de gluconato de clorexidina após extracções nas cavidades dentárias. Estas incidências podem ter colocado os clínicos em alerta relativamente à utilização destes produtos por rotina e talvez até levar alguns a considerar a possibilidade de suspender completamente a sua utilização.[3]

ANAESTHESIA

Para a realização de uma cirurgia endodôntica, é essencial uma anestesia profunda e uma boa hemostase. A lidocaína (lidocaína), combinada com um vasoconstritor, mais frequentemente adrenalina 1:80.000 (epinefrina) na solução anestésica local, deve cumprir este objetivo. A felipressina, um vasoconstritor não catecolamínico, é menos eficaz do que a adrenalina na obtenção de uma hemostase adequada e deve ser evitada. Dependendo do local da cirurgia, pode ser necessário efetuar um bloqueio do nervo, uma infiltração ou uma combinação de ambas as técnicas de anestesia local. O anestésico local em volumes de 0,5 ml também é normalmente depositado lentamente a um ritmo de um a dois ml por minuto em numerosos locais de infiltração à volta do dente em causa. A solução anestésica local deve ser administrada no

tecido conjuntivo frouxo da mucosa alveolar próximo dos ápices radiculares. A colocação demasiado profunda e em tecidos supraperiofetais ou anexos frenais pode resultar num aumento da hemorragia devido à predominância de recetores β-2 no músculo esquelético. A solução anestésica dispersar-se-á mais rapidamente e a duração da anestesia será, por conseguinte, reduzida. Por vezes, pode ser necessária uma infiltração infra-orbital para uma cirurgia na região dos caninos ou pré-molares superiores. Ocasionalmente, para além da anestesia local, pode ser necessária uma sedação consciente ou anestesia geral se o procedimento cirúrgico for complicado, se estiver previsto um desconforto ou dor significativos ou se o doente estiver ansioso.[4]

GESTÃO DE TECIDOS MOLES:-

Design da aba

O desenho do retalho é um dos passos mais importantes na Cirurgia Peri Apical (PAS). Existem muitos desenhos diferentes de retalhos disponíveis para escolher para a cirurgia apical. A seleção adequada pode ter um impacto significativo nos resultados da cirurgia. O objetivo principal de levantar um retalho é fornecer acesso ao local da cirurgia, tendo em conta a estética do tecido mole. O cirurgião deve avaliar a área cirúrgica clínica e radiograficamente para determinar o tamanho da lesão, o número de dentes a serem incluídos e o fechamento da ferida cirúrgica. Se a lesão envolver mais de um dente, ou se for esperada uma lesão maior, o retalho deve ser desenhado de acordo. Um retalho pequeno dificulta a retração, é mais traumático e pode atrasar a cicatrização. Os retalhos grandes cicatrizam tão bem quanto os pequenos. Um retalho maior é mais desejável do que um retalho mais pequeno, uma vez que o retalho maior evita rasgões e traumatismos no retalho e proporciona mais acesso e visibilidade ao local da cirurgia. Normalmente, é necessária uma incisão vertical para a PAS. Proporciona um melhor acesso e visibilidade durante a cirurgia. As incisões verticais devem ser sempre colocadas nos ângulos da linha, e as papilas devem ser incluídas no retalho para o fecho da ferida.

A consideração estética durante o desenho do retalho é uma parte importante da endodontia cirúrgica atual. Todo o planeamento do tratamento deve ter uma base científica comprovada para proporcionar resultados bem-sucedidos. Uma revisão da literatura endodôntica atual revela desacordo em relação às indicações e contra-indicações para vários desenhos de retalho.[5]

No passado, foram introduzidos diferentes desenhos de retalhos para obter acesso ao local da cirurgia. No entanto, muito poucos destes desenhos tiveram em consideração a estética, especialmente em áreas esteticamente sensíveis como a região anterior do maxilar. A perda óssea crestal e a recessão gengival são prejudiciais para a saúde gengival e para a estética (Figura 5-4).[5]

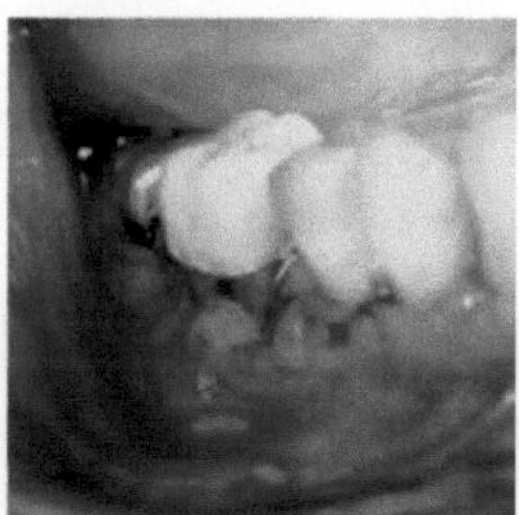

FIGURA 5-4 Perda óssea crestal grave e recessão gengival após uma cirurgia periapical.

Estudos em humanos mostraram uma média de 0,5 a 0,62 mm de perda óssea crestal após a elevação de um retalho de espessura total. Harrison e Jurosky, bem como

Chindia e Valdehaug, não encontraram qualquer diferença na cicatrização de incisões intrasulculares e submarginais. Uma vez que Chindia e Valdehaug mediram o nível de inserção clínica (NIC) no pré-operatório e não relataram o NIC no pós-operatório, referindo-se apenas a alterações nas profundidades das bolsas, os resultados do seu estudo são questionáveis. Os resultados destes dois estudos diferem consideravelmente dos de Kramper et al. que avaliaram clínica e histologicamente a cicatrização de três desenhos de retalhos cirúrgicos comuns. Verificaram que as feridas intra-sulculares não apresentavam fecho epitelial aos dois dias de pós-operatório e continuavam a apresentar inflamação persistente até 156 dias depois. Mais importante ainda, estes autores relataram a perda de osso alveolar de aproximadamente 0,5 a 1 mm com incisões intrasulculares. Grung também encontrou recessão gengival de 0,5 mm (em média) três meses após a elevação de retalhos mucoperiostais completos. As técnicas cirúrgicas actuais utilizadas no PAS têm imitado os resultados da cirurgia de retalho periodontal e da cicatrização de feridas. A utilização de tais provas pode ser enganadora quando utilizada em endodontia cirúrgica. A cicatrização de feridas na endodontia cirúrgica é, por intenção primária, diferente da cicatrização de feridas cirúrgicas periodontais. O desenho do retalho de Luebke-Ochsenbein pode ser utilizado quando existe uma quantidade suficiente de gengiva aderida e mucosa queratinizada (Figura 5-5).[5]

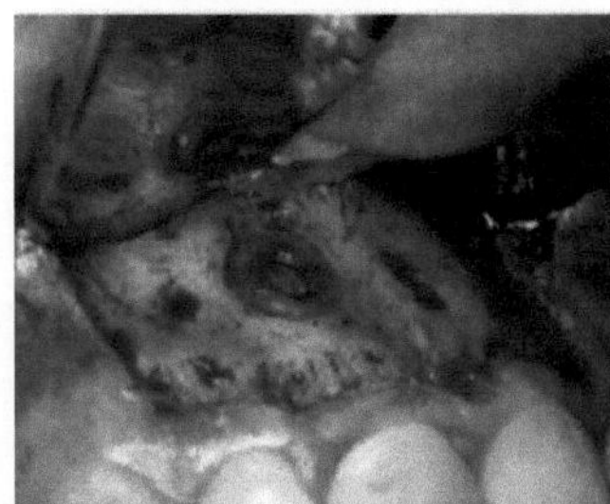

FIGURA 5-5 O desenho do retalho de Ochsenbein-Luebke é utilizado para evitar problemas estéticos. É feito na gengiva anexa com duas incisões verticais acompanhantes para alcançar o ápice do dente agressor.

No entanto, não pode ser utilizado em áreas onde não existe gengiva aderida e queratinizada suficiente, raízes curtas, lesões grandes, tractos sinusais coronais à incisão horizontal ou obstruções anatómicas como o frénulo. A incisão neste desenho pode atravessar os defeitos ósseos criados durante a osteotomia, o que pode resultar num resultado imprevisível. Além disso, os cantos afiados neste desenho de retalho, onde as incisões vertical e horizontal se encontram, podem resultar em necrose e possível cicatrização dos tecidos moles.[5]

Os seguintes factores devem ser tidos em conta na conceção dos flaps durante o PAS:

- Biótipos de tecidos.
- Localização da linha dos lábios.
- Presença de restaurações, margens da coroa e presença de um pôntico.
- Acesso ao local da cirurgia.
- Considerações mucogengivais, como recessão gengival, deiscência ou fenestração.

- Considerações periodontais.
- Espessura do tecido mole.
- Profundidade do vestíbulo, fixação muscular e localização do frénulo.
- Localização e extensão da lesão.
- Número de dentes envolvidos na cirurgia.
- Comprimento do dente ou da raiz afetada.
- Proximidade de estruturas vitais.

Um fator importante durante a avaliação do desenho do retalho é a determinação dos biótipos dos tecidos (Figura 5-6).

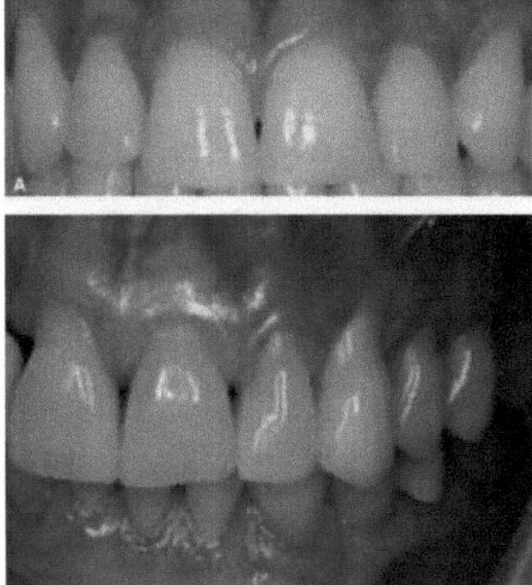

FIGURA 5-6 A. Um biótipo fino (periodonto e papila triangulares finos). B. Um biótipo grosso (dente quadrado com periodonto grosso e plano e papila larga).

O desenho do retalho é diferente para um biótipo fino (periodonto e papila triangulares finos) versus um biótipo espesso (dente quadrado com periodonto espesso e plano e papila larga). A forma do dente, a altura da crista óssea e a papila interdental também devem ser consideradas, pois essas características influenciam a forma gengival. Tarnow et al. descreveram a relação entre a altura da crista óssea e o ponto de contacto interdentário. Examinaram 288 papilas humanas e descobriram que, se a distância entre o ponto de contacto e a crista óssea for igual ou inferior a 5 mm, a papila preenche normalmente o espaço do orifício em 100% das vezes. Com distâncias de 6 mm e 7 mm, a percentagem diminui para 56% e 27%, respetivamente. Velvart et al. alertaram que, durante a reflexão, a papila mobilizada que é fina, estreita e alta pode não ter suprimento sanguíneo suficiente e pode aumentar o risco de necrose e subsequente diminuição da altura da papila após a cicatrização. Um retalho bem desenhado tinha as seguintes características:

1. Pode ser facilmente efectuado pelo operador.
2. Pode ser facilmente refletido pelo operador.
3. Permite um acesso adequado à lesão.
4. Não compromete a estética.
5. Não compromete o fluxo sanguíneo para o retalho ou para a margem gengival ou papila remanescente.
6. Não interfere com estruturas anatómicas importantes.[5]

REFERÊNCIAS

1) Monaghan L, Jadun S, Darcey J. Microcirurgia endodôntica. Parte um: diagnóstico, seleção de pacientes e prognóstico. Br Dent J. 2019 Jun;226(12):940- 948.

2) García-Serrano LM, Lara-Rodríguez DC, García-Guerrero CC. Guia de prática clínica para o tratamento endodôntico cirúrgico da doença periapical pós-tratamento. Rev Fac Odontol Univ Antioq. 2019; 30(2): 211-223.

3) J. Mansoor. Técnicas de gestão pré e pós-operatória. Parte 3: Antes e depois - Cirurgia endodôntica. Br Dent J. 2015 Mar;218(6):333-335.

4) B. S. Chong e J. S. Rhodes. Cirurgia endodôntica. Br Dent J. 2014 Mar;216(6):281-290.

5) Ingle's Endodontics, edição 7, capítulo 24, endodontia cirúrgica, 2019

HEMOSTASIA

Anestesia local: o equívoco da epinefrina

O principal objetivo dos anestésicos na medicina dentária clínica, em particular na endodontia, é a anestesia local. No entanto, na cirurgia endodôntica, a anestesia local tem dois objectivos distintos: anestesia *e* hemostase. Assim, é preferível uma concentração elevada de vasoconstritor contendo anestésico, por exemplo, epinefrina 1:50.000, para obter uma vasoconstrição efectiva

para uma hemostase duradoura.[1,2,3] Uma vez que é utilizada uma concentração mais elevada de epinefrina, existe uma preocupação quanto aos seus efeitos na circulação sistémica.[4] Alguns afirmam que a quantidade de epinefrina numa infiltração ou injeção em bloco em procedimentos dentários produz poucos ou nenhuns efeitos sistémicos.[5,6] Outros acreditam que a quantidade de epinefrina administrada como anestésico local causa efeitos sistémicos.[4] Praticamente todos os efeitos adversos associados à epinefrina dependem da dose. A New York Heart Association sugeriu uma dose máxima de 0,2 mg de epinefrina para doentes cardíacos quando utilizada em conjunto com procaína. Esta dose máxima ainda é referida e tem sido usada não oficialmente como um fator por vários autores para determinar a dose máxima de outro agente.[9] Atualmente, a dose máxima recomendada de epinefrina 1:50.000 em anestésicos locais de lidocaína a 2% para adultos para uma boa hemostase é de 5,5 cartuchos para atingir 0,2 mg.[10]

Embora os efeitos sistémicos, como a frequência de pulso e a pressão arterial, sejam mínimos em resposta à quantidade de epinefrina utilizada em procedimentos cirúrgicos, o estudo demonstra claramente que o nível plasmático de epinefrina é elevado quando é utilizada uma dose elevada.[4] Quando um doente saudável foi injetado com oito cartuchos de lidocaína a 2% com 144 mg de epinefrina, as alterações da pressão arterial, da frequência cardíaca e dos níveis plasmáticos de norepinefrina foram todas elevadas.[4] Parece que praticamente todos os efeitos adversos associados à epinefrina são dependentes da dose. Além disso, os resultados do nosso estudo preliminar mostraram que a quantidade e as concentrações de epinefrina utilizadas na cirurgia endodôntica não provocam normalmente respostas cardiovasculares sistémicas dramáticas e persistentes. Esta avaliação é apoiada pelo recente estudo de Vy et al.[10] , que demonstrou que a colocação de epinefrina racémica a 2,25% saturada em colagénio de colacote produz poucas ou nenhumas alterações na pressão sanguínea e na frequência de pulso de voluntários humanos, indicando novamente que os efeitos cardiovasculares deste agente hemostático são mínimos. Os efeitos cardiovasculares são mínimos e de curta duração e são bem tolerados pela maioria dos doentes, exceto os doentes com perturbações cardiovasculares graves ou que tenham sido submetidos a cirurgia cardiovascular. Assim, o uso de epinefrina 1:50.000 com lidocaína a 2% é recomendado para anestesia local na maioria dos casos. No caso de doentes cardíacos graves, uma consulta com o seu médico antes da cirurgia é altamente recomendada e deve ser rotina no protocolo cirúrgico.

Uma vez que muitos anestésicos são vasodilatadores, não é recomendada a utilização de anestésicos sem vasoconstritores, como a mepivacaína simples (por exemplo, carbocaína a 3%), uma vez que tal conduzirá a uma hemorragia excessiva durante a cirurgia.

Mecanismo de vasoconstrição pela epinefrina

A epinefrina liga-se aos receptores adrenérgicos α-l, a-2, β-l e β-2 localizados nos músculos lisos vasculares. Os receptores α -1 estão adjacentes aos nervos simpáticos que inervam os vasos sanguíneos. Os receptores α-2 estão distribuídos por todo o sistema vascular e são geralmente ligados às catecolaminas circulantes. Quando a epinefrina se liga aos receptores β-1 adrenérgicos no músculo cardíaco, a frequência cardíaca, a contratilidade cardíaca e a resistência periférica aumentam. Quando o fármaco se liga aos receptores β-2 adrenérgicos nas vasculaturas periféricas, ocorre vasodilatação. Os receptores β-2 são predominantes nos vasos sanguíneos que irrigam os músculos esqueléticos e certas vísceras, mas são relativamente raros nas membranas mucosas, nos tecidos orais e na pele. Idealmente, para efeitos de microcirurgia endodôntica, um vasoconstritor adrenérgico seria um α-agonista puro. Felizmente, os receptores predominantes nos tecidos orais são os receptores α, e o número de receptores β-2 coligados é muito pequeno (Figura 6-1). Assim, o efeito predominante da droga na mucosa oral, submucosa e periodonto é a vasoconstrição. Uma vez que praticamente todos os efeitos adversos associados à epinefrina dependem da dose e da via de administração, os médicos devem utilizar a dose adequada com uma seringa de aspiração.

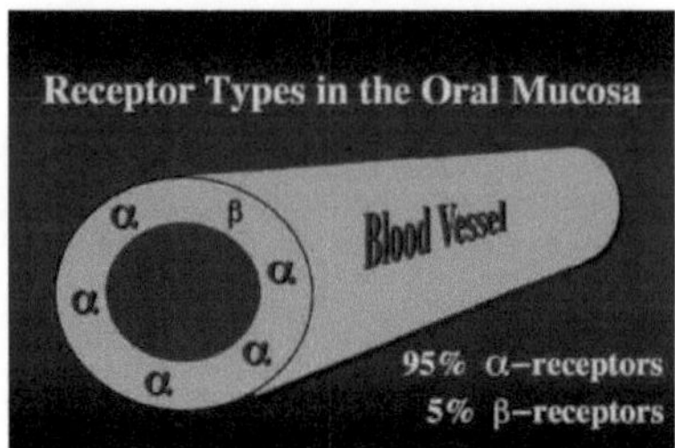

Figura 6-1 Diagrama esquemático que ilustra a densidade de receptores adrenérgicos nos vasos sanguíneos da mucosa oral.

Hemostáticos cirúrgicos

Os hemostáticos tópicos ou agentes hemostáticos locais são adjuvantes úteis para a hemostasia. Uma vez efectuada a incisão e refletido o retalho, os hemostáticos tópicos desempenham, em muitas situações, um papel importante na obtenção da hemostase. Podem ser, em geral

classificados segundo o seu mecanismo de ação:[11]

Existem inúmeros agentes no mercado. Apenas serão abordados alguns dos agentes populares, eficazes e frequentemente utilizados (Quadro 3).

Cera de osso

O uso de cera de osso (Ethicon, Somerville, NJ) como agente hemostático local foi introduzido pela primeira vez por Horsley.[12] Em 1970, Selden[13] descobriu que a cera de osso é um hemostático eficaz na cirurgia periapical. A cera de osso contém uma grande percentagem de cera de abelha altamente purificada e um agente amaciador e condicionador (palmitato de isopropilo). Com a cera de osso, o mecanismo hemostático tem essencialmente um efeito de tamponamento. A cera, quando colocada sob pressão moderada, obstrui todas as aberturas vasculares. O tampão é formado em parte por sangue e em parte por cera de osso, o que impede a continuação da hemorragia. O método de ação é puramente mecânico e não afecta o mecanismo de coagulação do sangue.

Quando utilizar cera de osso para hemostase, deve começar por ser compactada firmemente em toda a cavidade e, em seguida, o excesso deve ser cuidadosamente removido para expor apenas o ápice do dente. Após a obturação da extremidade da raiz, a cera deve ser removida. Estudos demonstraram que a cera óssea causa uma reação de corpo estranho se deixada no local da cirurgia. Ibarrola et al.[1] 4 demonstraram que, em ratos, a cera produziu consistentemente reacções inflamatórias. Os resíduos de cera óssea também têm sido associados a tractos sinusais que se desenvolveram após a cirurgia, sugerindo que se deve ter cuidado para assegurar a remoção completa deste material do local cirúrgico. Por isso, a cera óssea é pouco utilizada na microcirurgia endodôntica.

Epinefrina em pastilhas de algodão

Trata-se de um agente mecânico/químico. Os Racellets (Pascal Co., Belle- vue, WA) são pellets de algodão que contêm cloridrato de epinefrina racémica. A quantidade de epinefrina em cada pellet varia. Por exemplo, cada pastilha Racellet #3 contém uma média de 0,55 mg de epinefrina racémica. Cada pastilha de Racellet #2 contém 1,15 mg de cloridrato de epinefrina racémica. Foi demonstrado que, quando o Racellet #2 foi utilizado em cirurgia periapical, a frequência de pulso dos doentes não se alterou com a aplicação de pressão na cavidade óssea.[15] Uma vez que a epinefrina utilizada topicamente provoca uma vasoconstrição local imediata, há pouca absorção na circulação sistémica e, por conseguinte, praticamente não existem efeitos sistémicos.

Outros granulados hemostáticos de algodão com epinefrina são o Epidri (Pascal Co.), que contém uma média de 1,9 mg de cloridrato de epinefrina racémica, e o Radri (Pascal Co.) que tem uma combinação de vasoconstritor e adstringente. Cada pastilha de Radri contém uma média de 0,45 mg de cloridrato de epinefrina racémica e 1,85 mg de fenol sulfonato de zinco.

Antes de colocar uma pastilha de epinefrina, todo o tecido granulomatoso deve ser removido da cavidade óssea. A primeira pastilha de epinefrina é colocada contra o osso, seguindo-se o enchimento da cavidade com pastilhas de algodão esterilizadas, uma de cada vez. Aplica-se pressão sobre estas bolinhas esterilizadas utilizando a parte de trás de um espelho de mão ou um alicate universitário durante cerca de 2 a 4 minutos. Em seguida, retiram-se as bolinhas de algodão esterilizadas, uma de cada vez, tendo o cuidado de não deslocar a bolinha de epinefrina. Se a hemorragia persistir, o procedimento é repetido com uma nova pastilha de epinefrina até se obter a hemostase. A combinação de epinefrina e pressão tem um efeito profundo que normalmente resulta numa vasoconstrição imediata e profunda. A epinefrina causa vasoconstrição local ao atuar nos receptores α-1 presentes na parede dos vasos sanguíneos, e a pressão aumenta este potencial hemostático. A bolinha de algodão com epinefrina também evita que os detritos se alojem na cripta óssea durante a preparação da extremidade radicular e a obturação da extremidade radicular. O pellet tem de ser removido antes da irrigação final e do encerramento do local da cirurgia.

Sulfato férrico

Outro agente químico utilizado na hemostase é o sulfato férrico: Stasis (Cut-Trol,

Mobile, AL), Viscostat e Astringedent (Ultradent Products, Inc., UT). O sulfato férrico ou subsulfato férrico é um agente hemostático que tem uma longa história. Foi utilizado pela primeira vez na medicina em 1857 como solução de Monsel, que é sulfato férrico a 20%. Embora o mecanismo da solução de Monsel ainda seja debatido, a aglutinação das proteínas do sangue resulta da reação do sangue com os iões férrico e sulfato e com o pH ácido (0,21) da solução.[16] As proteínas aglutinadas formam tampões que ocluem os orifícios capilares. Assim, em contraste com os agentes hemostáticos tradicionais, o sulfato férrico afecta a hemostase através de uma reação química com o sangue.

O sulfato férrico é fácil de aplicar e não é necessário exercer qualquer pressão. Um coágulo castanho-escuro ou castanho-esverdeado forma-se imediatamente em contacto com o sangue e a fonte de qualquer hemorragia persistente pode ser localizada devido à diferença de cor. Assim, qualquer ponto de hemorragia pode ser facilmente identificado e a hemostase é conseguida quase imediatamente. Embora se saiba que o sulfato férrico é citotóxico e causa necrose tecidular, a absorção sistémica do sulfato férrico é improvável, porque o coágulo o isola do fornecimento vascular. No entanto, deve ter-se o cuidado de não deixar a solução de sulfato férrico no osso, uma vez que tem efeitos adversos significativos na cicatrização óssea.[17] Por conseguinte, o local da cirurgia deve ser cuidadosamente lavado com soro fisiológico para remover completamente o sulfato férrico, para que não haja qualquer complicação ou atraso na cicatrização.

TABELA 3. Agentes hemostáticos por mecanismo de ação

Mechanical agents	Bone wax	
Chemical agents	Vasoconstrictors (epinephrine)	
	Ferric sulfate	
Biological agents	Thrombin Resorbable agents	Calcium sulfate
	Gelfoam Absorbable collagen	
	Microfibrillar collagen Surgicel	

Trombina

A trombina tópica USP (Thrombostat, Thrombogen) é uma substância proteica produzida numa reação de conversão a partir da protrombina bovina. Trata-se de um pó seco potente que actua rapidamente de forma intrínseca para coagular diretamente o fibrinogénio do sangue. A trombina USP é amplamente utilizada na área médica para obter hemostasia localizada; no entanto, seu uso em cirurgia endodôntica não foi investigado. A principal desvantagem da trombina tópica é o facto de ser difícil de manusear e de ser administrada no local da hemorragia. Além disso, o seu custo é elevado.

Passos clínicos recomendados para alcançar a hemostase

Existem inúmeras formas de obter hemostase. Com a abundância de agentes hemostáticos disponíveis e com a introdução de novos produtos, a escolha tem de se basear numa avaliação objetiva. Um bom agente consegue a hemostase num curto período de tempo, é biocompatível, não prejudica nem retarda a cicatrização, é fiável e funciona melhor para um determinado procedimento cirúrgico e, por último, é relativamente barato. Com estes objectivos em mente, recomenda-se a seguinte sequência para obter uma hemostase eficaz durante a microcirurgia endodôntica.

Pré-cirúrgico

Injecte dois carpules (máximo de três carpules em situações especiais) de epinefrina 1:50.000 contendo anestésico local, por exemplo, xilocaína a 2%, em vários locais de infiltração bucal/lingual e palatina em todo o campo cirúrgico. Aguarde pelo menos 15 a 20 minutos para que o agente vasoativo do anestésico contraia os vasos sanguíneos nos tecidos moles e nos tecidos duros antes de efetuar a primeira incisão.

Cirúrgico

A. Remova todo o tecido granulomatoso, rápida e completamente, porque este tecido é altamente vascularizado e, por conseguinte, sangra profusamente.

B. Coloque um pellet de epinefrina na cripta óssea, seguido de pellets de algodão estéril seco até a cripta ficar cheia. Aplique pressão durante 2 minutos. Retire todas as bolas de algodão, exceto a primeira bola de epinefrina. Continue com o procedimento cirúrgico e remova o pellet de epinefrina antes da irrigação final e do fecho.

C. As pequenas hemorragias do osso podem ser estancadas esfregando-as com uma bola de algodão embebida em solução de sulfato férrico. Todos os depósitos de sulfato férrico devem ser cuidadosa e completamente removidos por lavagem com soro fisiológico, uma vez que são muito irritantes para os tecidos se forem deixados no local.

D. Um local de osteotomia grande é preenchido com uma pasta de sulfato de cálcio recentemente misturada. Após o endurecimento, o sulfato de cálcio endurecido é esculpido à volta da raiz. Embora a pasta não seja concebida para a hemostase em si, é um agente muito eficaz para a hemostase de uma cripta óssea grande. A pasta de sulfato de cálcio pode então ser deixada na cripta porque é reabsorvível.

A Figura 6-2 resume estas recomendações.

Pós-cirúrgico

Devem ser aplicadas compressas de gaze húmida nos tecidos antes e depois da sutura para remover coágulos de sangue entre o osso e os tecidos moles, para assegurar o alinhamento correto do retalho e para reduzir a tensão nas linhas de sutura.

A hemóstase eficaz e completa é imperativa na microcirurgia endodôntica para uma boa visualização, um ambiente seco para a colocação de materiais de obturação na extremidade da raiz e um procedimento cirúrgico mais eficiente com menos perda de sangue.

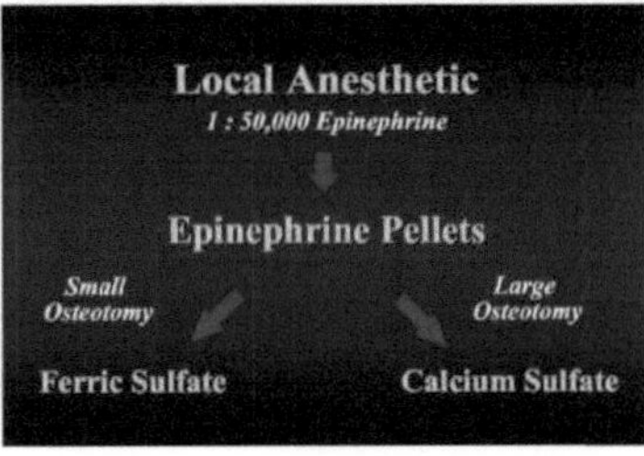

Figura 6-2. Diagrama esquemático que ilustra as técnicas hemostáticas utilizadas

na Universidade da Pensilvânia.

REFERÊNCIAS

1. Kim S, Pecora G, Rubinstein R. Comparação entre a cirurgia tradicional e a microcirurgia em endodontia. Em: Kim S, Pecora G, Rubinstein R, eds. Atlas colorido de microcirurgia em endodontia. Philadelphia: W.B. Saunders, 2015 Jan;18(1):7-14.

2. Buckley JA, Ciancio SG, McMullen JA. Eficácia da concentração de epinefrina na anestesia local durante a cirurgia periodontal. J Periodontol 1984 Nov;55(11):653- 657.

3. Gutmann JL. Parâmetros para obter anestesia e hemostasia de qualidade em endodontia cirúrgica. Anesth Pain Control Dent 1993 Feb;2(4):223-226.

4. Troullos ES, Goldstein DS, Hargreaves KM, Dionne RA. Níveis plasmáticos de epinefrina e resposta cardiovascular a altas doses administradas de epinefrina contidas na anestesia local. Anesth Prog 1987 Jan;34(1):10-18.

5. Holroyd SV, Watts DT, Welch JT. O uso de epinefrina em anestésicos locais para pacientes dentários com doença cardiovascular: uma revisão da literatura. J Oral Surg Anesth Hosp Dent Serv 1973 Nov;2(6):152-156.

6. Malamed S. Handbook of local anesthesia (Manual de anestesia local), 1ª edição. St. Louis: C.V. Mosby Co., 1980.

7. Dionne RA, Goldstein DS, Wirdzek PR. Efeitos da pré-medicação com diazepam e do anestésico local contendo epinefrina nas respostas cardiovasculares e de catecolaminas plasmáticas à cirurgia oral. Anesth Analg 2012 May;59(2):90-102.

8. Witherspoon DE, Gutmann JL. Hemostasia em cirurgia perirradicular. Int

Endod J 1996 May;29(3):135-149.

9. Jastak JT, Yagiela JA. Vasoconstritores e anestesia local: uma revisão e justificação para a sua utilização. J Am Dent Assoc 1983 Jul;107(4):623-630.

10. Kim S, Rethnam S. Hemostasia em microcirurgia endodôntica. Dent Clin North Am 1997 Jan;41(3):499 -511.

11. Vy CH, Baumgartner JC, Marshall JG. Efeitos cardiovasculares e eficácia de um agente hemostático na cirurgia perirradicular. J Endod 2004 Nov;30(3):379 - 83.

12. Horsley V. Cera anti-séptica. BMJ 1892 Jan;1(1):1160-1165.

13. Selden HS. A cera de osso como um hemostato eficaz na cirurgia periapical. Oral Surg Oral Med Oral Pathol 1970 Mar;29(2):262- 264.

14. Ibarrola JL, Bjorenson JE, Austin BP, Gerstein H. Reacções ósseas a três agentes hemostáticos. J Endod 1985 Feb;11(3):75- 83.

15. Besner E. Efeitos sistémicos da epinefrina racémica quando aplicada na cavidade óssea durante a cirurgia periapical. Va Dent J 1972 May;49(4):9 - 12.

16. Evans BE. Agentes hemostáticos locais. NYJ Dent 1977Aug;47(7):109 -114.

17. Lemon RR, Steele PJ, Jeansonne BG. Hemostasia com sulfato férrico: efeito na cicatrização de feridas ósseas: I. deixado in situ para uma exposição máxima. J Endod 1993 Nov;19(3):170 -173.

DESENHOS DE ABAS

Os retalhos de tecidos moles utilizados na endodontia cirúrgica podem ser classificados como retalhos mucoperiostais completos e retalhos submarginais. Os retalhos mucoperiosteais completos requerem a reflexão de todo o tecido mole sobre a placa cortical. Este retalho geralmente tem uma incisão horizontal e uma ou duas incisões verticais (Figura 7-1).

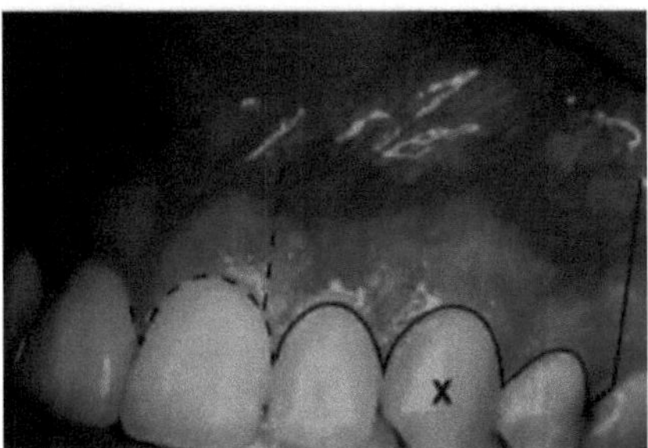

FIGURA 7-1Um retalho mucoperiosteal completo geralmente tem uma incisão horizontal e uma ou duas incisões verticais. As incisões verticais devem ser feitas a pelo menos um dente de distância do ápice do dente alvo.

A incisão horizontal é uma incisão intrasulcular que necessita de incisar a área medial e separar as papilas vestibular e lingual para evitar a formação de papilas duplas. A maior desvantagem da incisão horizontal é o facto de poder causar uma ligeira contração ao longo da crista gengival que leva à recessão. A incisão vertical nestes retalhos é efectuada entre as eminências radiculares. A incisão vertical nestes retalhos não deve ser efectuada sobre as eminências devido à presença de mucosa fina neste local. A principal vantagem deste retalho é a preservação dos vasos supraperiosteais no interior do retalho e, por conseguinte, a retenção do fluxo sanguíneo para o retalho. Dependendo do número de incisões verticais e das suas angulações, estes retalhos são classificados como: triangulares, rectangulares ou trapezoidais. Um retalho triangular tem uma única incisão de libertação vertical e uma incisão horizontal (Figura 7-2).[1]

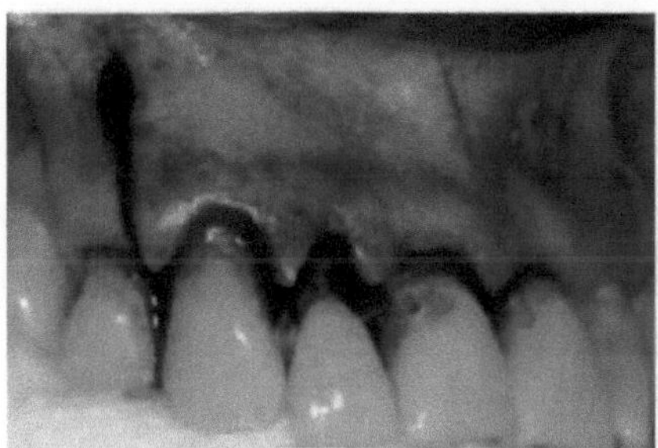

FIGURA 7-2. Um retalho triangular mucoperiosteal completo tem uma única incisão de libertação vertical e uma incisão horizontal. As incisões verticais são efectuadas a um dente de distância do ápice do dente incisivo lateral direito.

Este retalho permite um acesso e visibilidade relativamente bons, evita a incisão sobre um defeito ósseo e tem uma menor tendência para hemorragia. As vantagens do retalho triangular incluem uma vasculatura minimamente interrompida que resulta num fluxo sanguíneo suficiente para o retalho livre. As incisões limitadas conduzem a uma menor morbilidade. O retalho triangular é fácil de executar e proporciona reflexão suficiente para os terços coronal e médio da raiz. Uma desvantagem do retalho triangular é uma reflexão insuficiente para o terço apical da raiz. Se isso ocorrer, o retalho pode ter que ser estendido tanto mesialmente quanto distalmente para expor uma área maior. Outra desvantagem deste retalho é o elevado risco de recessão gengival devido à papila totalmente libertada.

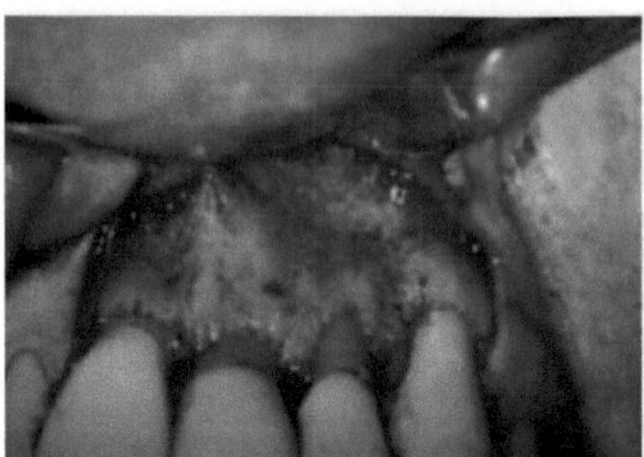

FIGURA 7-3. Um retalho retangular mucoperiosteal completo é levantado para realizar uma cirurgia periapical em incisivos centrais e laterais superiores com raízes longas.

Essa é a principal desvantagem dos retalhos sulculares e se deve à retração dos tecidos. Moiseiwitsch criticou a profissão por se afastar da cirurgia periapical na região dos pré-molares inferiores. Ele apontou a prática comum de colocar a incisão vertical para um retalho triangular no ângulo da linha mesial do canino, de modo que o nervo mental seria esticado dentro do retalho para obter acesso adequado para a cirurgia em um dente posterior ao forame mental. Sugere a colocação da incisão vertical distal ao local da cirurgia, de modo a obter um bom acesso sem esticar o conteúdo do forame mental. Uma complicação desse método é o comprometimento do suprimento sanguíneo para os tecidos moles dessa região. Por outro lado, Kim sugere a colocação de uma incisão vertical mesial ao primeiro pré-molar quando se realiza uma cirurgia no primeiro molar inferior. A razão é evitar o forame mental e também evitar a fixação do músculo no segundo pré-molar, que cicatriza mal se for danificado. O retalho retangular é vantajoso na área anterior (especialmente quando as raízes são longas) e fornece melhor acesso do que o retalho triangular (Figura 7-3).[1]

Uma vez que as incisões verticais são paralelas aos vasos maiores, o fornecimento de sangue é minimamente interrompido. Proporcionam um melhor acesso no caso de raízes longas com vestíbulos pouco profundos, e a visualização é melhorada. Kim argumenta contra o alargamento do retalho na base (ou seja, desenho de retalho trapezoidal) devido a evidências de apoio inadequadas e também devido ao corte dos vasos sanguíneos obliquamente em vez de paralelos a eles. Mormann e Ciancio demonstraram que a circulação é perturbada quando a relação entre o comprimento e a base do retalho é superior a 2:1. Retalhos mucoperiosteais limitados (retalhos submarginais) As incisões horizontais e verticais nos retalhos submarginais (mucoperiosteais limitados) não envolvem as margens gengivais e a papila. A incisão horizontal nesses retalhos é feita na gengiva aderida, e as incisões verticais são feitas tanto na mucosa alveolar quanto na gengiva aderida. Neste desenho, é necessário manter pelo menos 2 a 3 mm de gengiva aderida. Esta ação evita complicações mucogengivais e permite um encerramento adequado da ferida. Este desenho foi desenvolvido por Ochsenbein e Luebke em 1974 e é normalmente utilizado quando estão presentes coroas e pontes. Este retalho é criado através da colocação de incisões recortadas na gengiva anexa a cerca de 1 mm de distância da junção mucogengival e 2 mm apicalmente à profundidade do sulco, seguidas de duas incisões de libertação vertical para proporcionar um acesso adequado ao local apical. A colocação de incisões na gengiva anexa ajuda no fornecimento de sangue à área e também permite uma rápida cicatrização da ferida. Este desenho permite o fornecimento de sangue às margens gengivais a partir do osso da crista e através da papila do lado lingual. Uma vez que a gengiva anexada à volta das margens da coroa não é incisada, existe um risco reduzido de recessão. O desenho recortado permite o posicionamento exato dos bordos da ferida. Este desenho é preferido em locais estéticos com restaurações de porcelana. A contração pós-operatória dos tecidos moles é minimizada por este desenho, e a estética é normalmente preservada. A limitação deste desenho de retalho é a sua exigência de, pelo menos, 2 mm de gengiva anexada coronal à linha de incisão. Também requer uma saúde periodontal ideal e suporte ósseo. Quando a profundidade da bolsa periodontal é excessiva ou a gengiva aderida é inadequada, a utilização deste retalho pode levar a complicações como deiscências ou fenestrações. Além disso, não há acesso à superfície da raiz por baixo da faixa de gengiva aderida. Além disso, uma linha de cicatriz imprevisível é uma ocorrência comum com este desenho (Figura 7-4).[1]

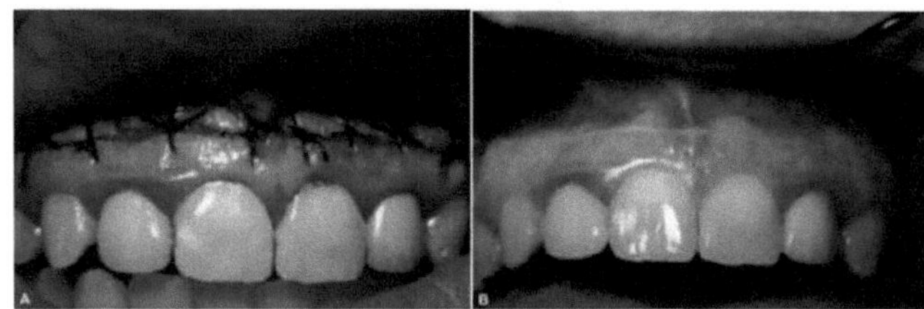

FIGURA 7-4 A. Um retalho de Ochsenbein-Luebke após a colocação da sutura. B. Formação de cicatriz três meses após a cirurgia.

Uma variação deste desenho foi desenvolvida por Vreeland e Tidwell. Nesta variação, um retalho de espessura dividida é primeiro incisado nos primeiros 2 mm até atingir o osso, seguido de uma reflexão de espessura total. Esta técnica permite um posicionamento menos exato dos bordos da ferida. No entanto, as complicações são semelhantes às do desenho anterior. Para evitar a formação de cicatrizes através de desenhos de retalhos submarginais, Velvart desenvolveu incisões baseadas em papilas (Figura 7-5).

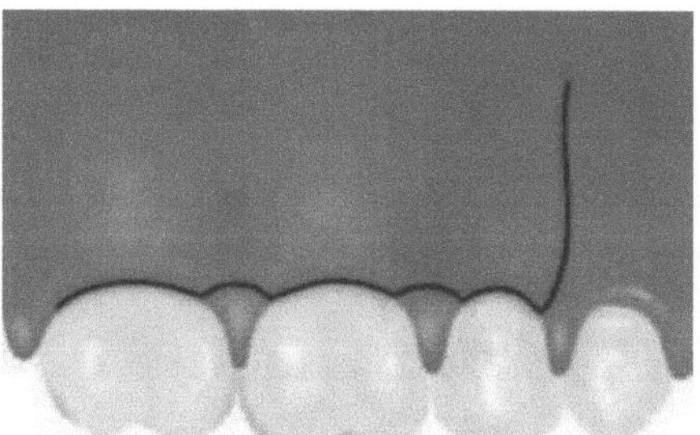

FIGURA 7-5 Um retalho submarginal é utilizado para preservar a papila e evitar a recessão gengival

Afirma que a manutenção da integridade da papila durante o procedimento cirúrgico é importante por razões funcionais, fonéticas e estéticas. A recessão é um risco significativo quando as incisões são colocadas nas margens da coroa. Velvart demonstrou uma média de 0,05 ± 0,39 mm de altura papilar um mês após a cirurgia. Após três meses, praticamente nenhuma recessão foi evidente quando uma incisão baseada na papila foi efectuada. Em contraste, a papila adjacente com uma incisão de retalho sulcular apresentava uma recessão de 1,25 mm.

Velvart recomenda a manipulação atraumática dos tecidos moles como uma nota necessária para o sucesso deste desenho de retalho. Esta técnica envolve duas incisões na base da papila. Uma incisão superficial a uma profundidade de 1,5 mm através do epitélio e do tecido conjuntivo e uma segunda incisão direccionada para o osso da crista. Este método evita o adelgaçamento do aspeto coronal do retalho, o que é importante para a cicatrização. Velvart afirma que as incisões baseadas na papila não só evitam a recessão da papila, como também causam cicatrizes mínimas. Von Arx et al. demonstraram que a perda de altura papilar é maior com uma incisão sulcular do que com incisões baseadas em papilas ou submarginais.

Sargolzaie et al., num ensaio controlado e aleatório, demonstraram uma diminuição significativa da altura da margem gengival utilizando um retalho de espessura total em comparação com uma técnica baseada na papila, num período de um mês. No entanto, não se registou qualquer diferença estatística na hemorragia à sondagem, na perda de inserção, na profundidade de sondagem ou no índice gengival entre as duas abordagens. Sabeti et al. descreveram uma incisão horizontal papilar modificada para preservar as papilas e melhorar o resultado estético da endodontia cirúrgica (Figura 7-6).[1]

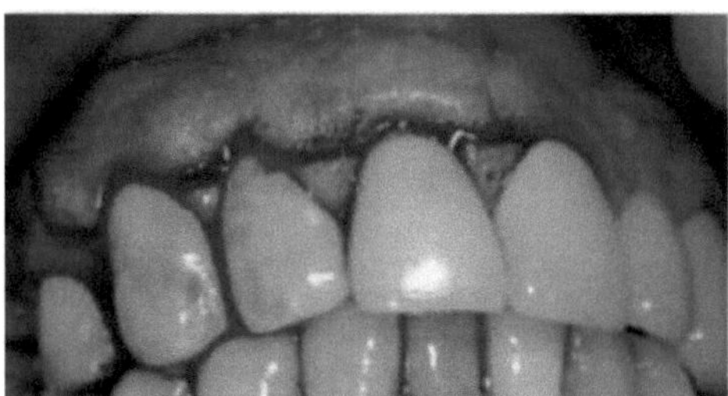

FIGURA 7-6 É utilizado um retalho submarginal modificado para preservar as papilas e melhorar o resultado estético da Endodontia Cirúrgica.

O objetivo desta técnica é produzir um desenho de retalho cirúrgico endodôntico que sublinhe a importância da preservação, reparação e reconstrução dos tecidos moles. Para esta técnica, utilizando uma lâmina microcirúrgica, são efectuadas incisões papilares horizontais em ângulo reto com as papilas ao nível da JCE, estendendo-se dois dentes para além do dente alvo, mesial e distalmente, criando assim uma junta de topo nas papilas. As incisões papilares são ligadas posteriormente, estendendo a incisão intrasulcularmente nos aspectos vestibulares de todos os dentes envolvidos no procedimento (Figura 7-6). Dependendo da quantidade de acesso necessário, será colocado um desenho de bolsa ou uma ou duas incisões verticais nos ângulos de linha do retalho (Figura 7-6). As incisões verticais devem ser colocadas no ângulo de linha mais distal (proximal mais distante) do dente, de modo a utilizar a papila não incisada adjacente para a sutura (Figura 7-6). A incisão geralmente se estende dois dentes além do dente alvo mesialmente e distalmente. Isto permite um acesso e visibilidade suficientes. Segurando a lâmina microcirúrgica num ângulo de 45 graus, faz-se uma incisão vertical biselada para evitar a formação de cicatrizes durante a cicatrização, ligando o tecido conjuntivo ao tecido conjuntivo e o epitélio ao epitélio. A incisão vertical é efectuada em forma de "c" (curva) e estende-se pelo menos 4 mm apicalmente à extensão do defeito ósseo. Em seguida, a incisão termina 2 a 3 mm horizontalmente em direção ao defeito (cutback) para evitar a formação de cicatrizes. As incisões verticais em forma de C são compostas por um componente horizontal na parte coronal, um componente curvado internamente na parte média e um componente de corte na parte apical dentro da mucosa. A vantagem da incisão em forma de C é que dá mais acesso e melhor flexibilidade para o reposicionamento do retalho do que as incisões verticais rectas. O componente horizontal melhora a adaptação dos tecidos aquando do encerramento. Os componentes curvados internamente e cortados para trás proporcionam flexibilidade do retalho e reduzem a tensão aumentando o comprimento da incisão. Utilizando uma dissecção romba, um retalho mucoperiosteal é cuidadosamente refletido para longe do colo dos dentes e do osso disponível para expor a margem óssea do defeito. As vantagens do desenho das incisões papilares horizontais modificadas são:

• A incisão preserva as papilas e deixa a gengiva marginal minimamente perturbada.

• A cicatrização de feridas pode ser melhorada em resultado da redução da perturbação da vascularização.

• A formação de cicatrizes é evitada ou minimizada. A flexibilidade do retalho proporciona-lhe um bom acesso e visibilidade.

• Os retalhos podem ser incisados e reflectidos sem grande dificuldade.

• O reposicionamento do retalho é fácil e preciso.

- A adesão do paciente e a capacidade de manter uma boa higiene oral são melhoradas porque a gengiva marginal é minimamente perturbada e o paciente pode escovar mais confortavelmente. Pode conseguir-se o recobrimento radicular.[1]

REFERÊNCIAS

1) Endodontia de Ingle, edição 7, capítulo 24, endodontia cirúrgica, 2019

SUTURAÇÃO

Fecho do local cirúrgico

Os desenhos dos retalhos de tecido devem permitir a manutenção de um fornecimento de sangue ótimo e suficiente a todas as partes das porções mobilizadas e imobilizadas dos tecidos moles. Com a duração prolongada do procedimento cirúrgico, especialmente quando se atinge um elevado grau de hemostase, existe o risco de secagem dos tecidos. O local da cirurgia deve ser mantido sempre húmido para evitar a contração do tecido do retalho durante o procedimento e para minimizar a contração durante o processo de cicatrização. Certos tipos de retalho são mais problemáticos do que outros no que respeita à retração, em particular o desenho do retalho submarginal. A retração resulta em dificuldades de reaproximação do tecido e numa maior tensão nas margens da ferida. A tensão promove o comprometimento da circulação sanguínea das margens da ferida, resultando assim numa deiscência e, por fim, na formação de cicatriz. Antes do encerramento da ferida, o local da cirurgia é irrigado com solução salina para remover os resíduos e os bordos dos tecidos são reaproximados na sua posição correcta para promover a cicatrização por intenção primária. A compressão do tecido reposicionado com um pedaço de gaze humedecido com soro fisiológico reduzirá o coágulo a uma fina camada de fibrina entre o tecido reposicionado e o osso cortical. As margens do tecido devem repousar passivamente no local desejado antes da sutura. Quando for necessária força de tração para reposicionar corretamente as margens do tecido, devem ser feitas pequenas incisões periosteais na porção mais apical do retalho. Isto reduzirá a tensão sobre as margens. Em geral, deve evitar-se sempre o traumatismo dos tecidos, como o estiramento, o rasgamento ou a distorção. Isto é facilitado por uma manipulação suave e cuidadosa com instrumentos microcirúrgicos. Os alicates de tecido frequentemente utilizados durante a sutura são muito traumáticos, se o tecido for segurado e comprimido, ou mesmo perfurado durante a inserção da agulha através do tecido. Embora tecnicamente mais difícil, o tecido não deve ser agarrado, mas apenas levantado, colocando um alicate aberto por baixo do tecido e fazendo deslizar a agulha através do tecido, da superfície para baixo e entre as extremidades separadas do alicate. Quando se tiver conseguido uma adaptação da ferida sem tensão, o único objetivo das suturas é manter as margens de tecido reaproximadas no lugar até a ferida cicatrizar.[1]

Materiais de sutura

A duração necessária do suporte da ferida através de suturas varia consoante os tecidos, desde alguns dias para os tecidos orais, musculares e subcutâneos, semanas ou meses para a fáscia e o tendão, até à estabilidade a longo prazo para as próteses vasculares. Este suporte da ferida deve permanecer suficientemente estável até que o tecido recupere força suficiente para manter os bordos da ferida unidos por si próprios. A seleção do material de sutura deve, portanto, basear-se nas suas propriedades físicas e biológicas em relação às características de cicatrização dos tecidos feridos em que vai ser utilizado.

Classificação do material de sutura:[2]

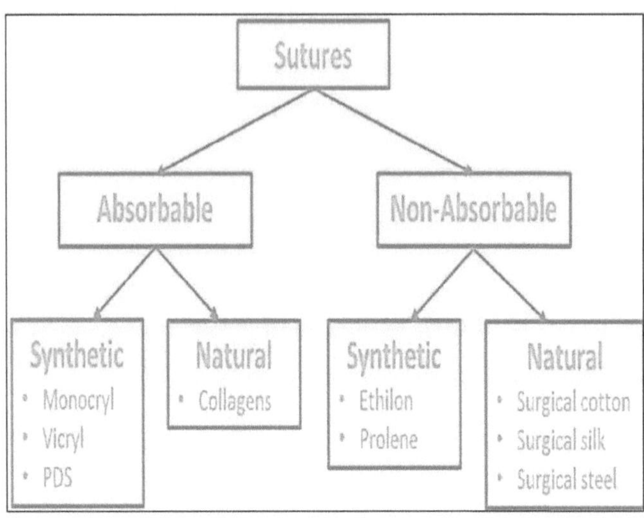

Suture Type	*Absorbable*	*Non-absorbable*	*Monofilament*	*Multifilament*
Vicryl	✓			✓
PDS*	✓		✓	
Monocryl	✓		✓	
Nylon		✓	✓	
Prolene		✓	✓	
Silk		✓		✓

Os materiais de sutura podem ser divididos em dois grupos: absorvíveis e não absorvíveis. Independentemente da atribuição a um grupo específico, todos os materiais de sutura provocam uma certa reação de corpo estranho no tecido. O grau de irritação varia consideravelmente entre os materiais. As suturas absorvíveis de origem biológica (intestino cirúrgico) são gradualmente digeridas pelas enzimas dos tecidos, enquanto os materiais sintéticos são hidrolisados nos fluidos dos tecidos. Os materiais de sutura não absorvíveis são encapsulados e rodeados por fibroblastos até serem removidos. Consequentemente, os materiais absorvíveis apresentarão irritação no tecido até que a sutura seja absorvida. Dependendo do material, este processo varia em termos de tempo e grau. A poliglactina 910 (Vicryls revestido, ETHICON INC, Somerville, NJ, EUA), que é absorvida em 7-10 dias, mostrou uma reação inflamatória ligeira que diminui após 3 dias. Por conseguinte, nas suturas que envolvem feridas gengivais, são recomendados materiais não absorvíveis, uma vez que a reação inflamatória cessa após a remoção das suturas. Se tiver sido levantado um retalho de tecido com várias camadas, são utilizados materiais de sutura absorvíveis (por exemplo, poliglecaprone, poliglactina) apenas para as camadas interiores e materiais não absorvíveis (por exemplo, polipropileno, poliamida) para as camadas exteriores e sempre que possível, para minimizar a inflamação durante o processo de cicatrização.[2]

Estão disponíveis suturas monofilamentares e multifilamentares. Os multifilamentos são torcidos ou entrançados entre si e, embora estas suturas tenham geralmente boas propriedades de manuseamento e atadura, permitem uma rápida colonização bacteriana. As suturas monofilamentares são feitas de um único fio de material. Ao comparar a resposta tecidular histológica de diferentes materiais de sutura, as suturas monofilamentares (por exemplo, nylon, tripa, aço e tripa crómica) produziram reacções inflamatórias mais pequenas do que os materiais multifilamentares (por exemplo, seda, seda siliconizada, poliéster, poliéster teflonado, algodão ou linho), embora alguns materiais já não sejam recomendados para utilização. Os antibióticos sistémicos não alteraram estas reacções, mas o facto é que as bactérias invadem os trilhos de sutura. Este fenómeno é mais predominante com os materiais multifilamentares com ação de mecha.

As suturas de seda não absorvíveis são fáceis de atar e manusear, mas já não são recomendadas porque acumulam placa, permitem uma rápida colonização bacteriana e são desconfortáveis de remover devido ao crescimento de tecido. Em vez disso, podem ser utilizadas suturas multifilamentares revestidas (poliamida, politetrafluoretileno), que se assemelham a materiais monofilamentares em termos de manuseamento e crescimento bacteriano. Em geral, as suturas sintéticas monofilamentares são menos traumáticas, permitem uma menor migração bacteriana e são os materiais de eleição.

O tamanho indica o diâmetro do material de sutura, que é indicado numericamente. À medida que o número de zeros aumenta, o diâmetro do fio diminui; o tamanho 4-0, sendo 0000, tem um diâmetro mais pequeno do que o tamanho 3-0 ou 000. Existe uma correlação direta entre a resistência à tração da sutura e o seu tamanho. A resistência à tração do tecido deve ter valores comparáveis aos do material de sutura. Como o material de sutura é irritante, deve ser utilizado o tamanho mais pequeno possível para um suporte adequado da ferida. Cada colocação de uma sutura representa uma lesão adicional para a margem da ferida, ao passar uma agulha e uma sutura através do tecido. Quanto maior for o tamanho da agulha e o respetivo diâmetro da sutura, maior será o efeito traumático no tecido (Figura 8-1).[2]

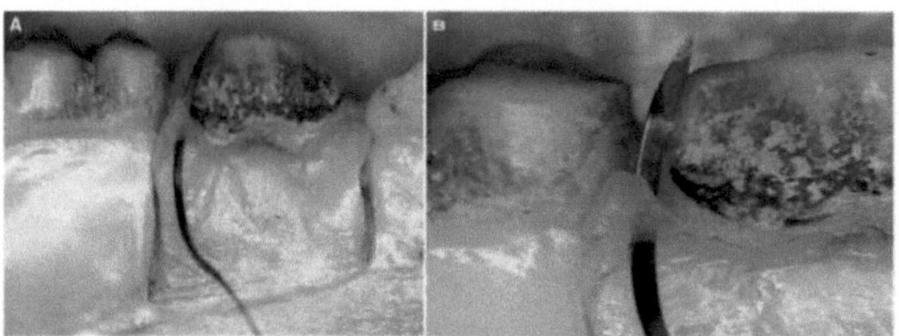

FIGURA 8-1 Passagem experimental de uma agulha com uma sutura 4-0, através de uma papila interdental (A) e a mesma área em ampliação x5 (B). Note o trajeto excessivamente traumático à medida que a agulha penetra através da papila, quase dissecando o tecido apenas pela simples penetração da agulha.

As técnicas microcirúrgicas tendem a aumentar o número de suturas, mas ao mesmo tempo reduzem substancialmente o tamanho da sutura (Figuras 8-2, 8-3)

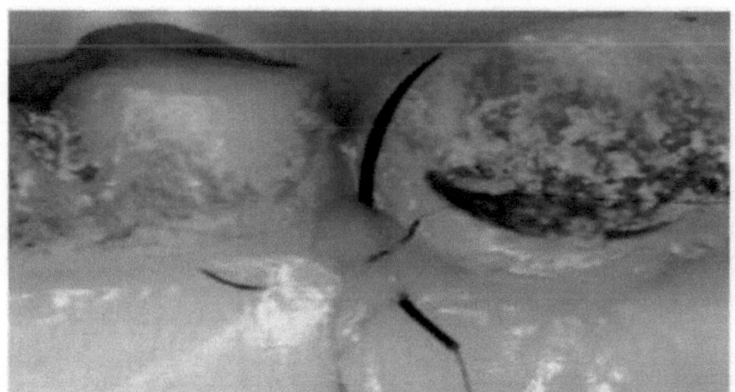

FIGURA 8-2 Modelo animal como visto na figura 14. A utilização de microsuturas 7-0 para a sutura vertical da papila e 8-0 para a fixação horizontal das margens da ferida. O tecido é minimamente traumatizado devido às dimensões diminutas das agulhas.

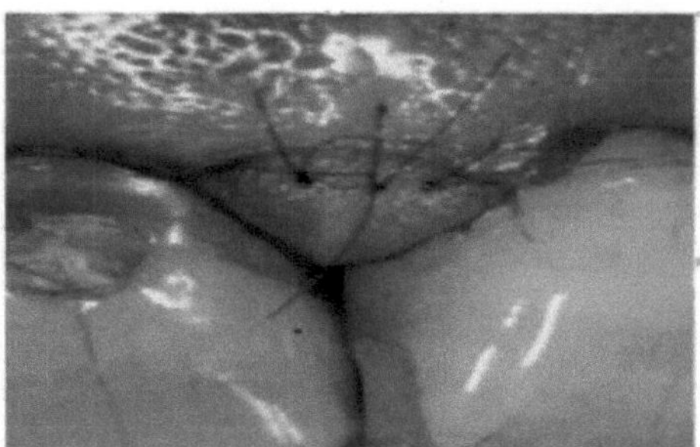

FIGURA 8-3 Fechamento da ferida após a incisão da base da papila com três suturas de polipropileno 7.0 na base da papila.

É necessária uma agulha cirúrgica para a colocação de uma sutura. A agulha deve ser projectada para criar um trauma mínimo durante a penetração no tecido. Uma ponta de agulha afiada, um diâmetro de corpo pequeno e a rosca enrolada na extremidade são propriedades essenciais para as aplicações menos traumáticas (Figura 8-4). [3]

O comprimento da agulha é selecionado dependendo do local de colocação da sutura. O tamanho da sutura geralmente está correlacionado com o comprimento da agulha (Figura 8-5).

Quando são necessárias suturas interproximais, são necessárias agulhas de 11-13 mm de comprimento. As formas das agulhas são 3/8 de círculo (a forma mais frequentemente usada em dentisteria) 1/2 de círculo e 5/8 de círculo, como resumido na Figura 8-6

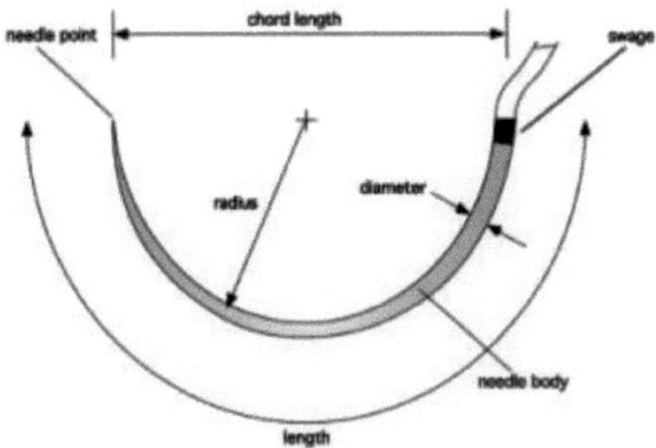

FIGURA 8-4 Desenho esquemático dos elementos e medidas de uma agulha de sutura.

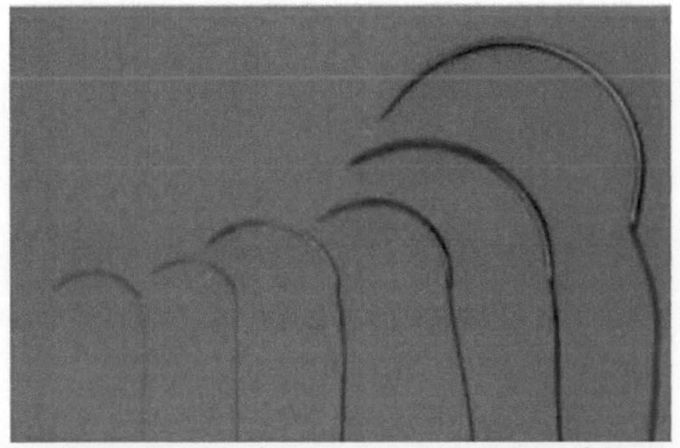

FIGURA 8-5 Vários tamanhos de suturas. Note o aumento do comprimento da agulha com o aumento do tamanho da sutura.

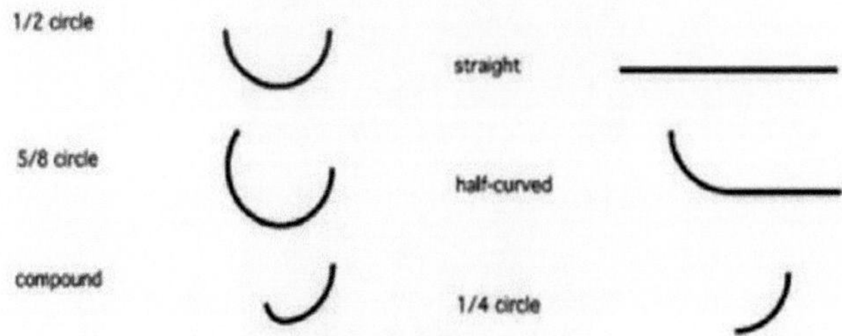

FIGURA 8-6 Desenho esquemático de várias formas de agulha utilizadas em

cirurgia dentária.

O encerramento moderno de feridas microcirúrgicas requer material de sutura não absorvível nos tamanhos 6-0 a 8-0. Uma vez que as suturas monofilamentares 6-0 são difíceis de atar e extremamente desconfortáveis para o doente devido à sua rigidez, recomenda-se a utilização de poliamida, pseudomonofilamento (multifilamento revestido) (Supramids B.Braun, Melsungen, Alemanha). Estas suturas estão disponíveis com agulhas de 11 e 13 mm de comprimento e são ideais para o fecho de feridas interproximais. Incisões de libertação ou espessura parcial, retalhos divididos são melhor fechados com suturas de monofilamento, polipropileno 7-0 ou 8-0. Em retalhos multicamadas, recomenda-se o fecho da camada interna com suturas absorvíveis, monofilamentares, de poliglactina 7-0 ou mais pequenas (Vicryls revestido).[3]

Técnicas de sutura

A recessão gengival pós-operatória e o atraso na cicatrização é um problema terapêutico difícil que pode ser uma sequela de técnicas traumáticas de elevação de tecidos e de sutura (Figura 8-7).

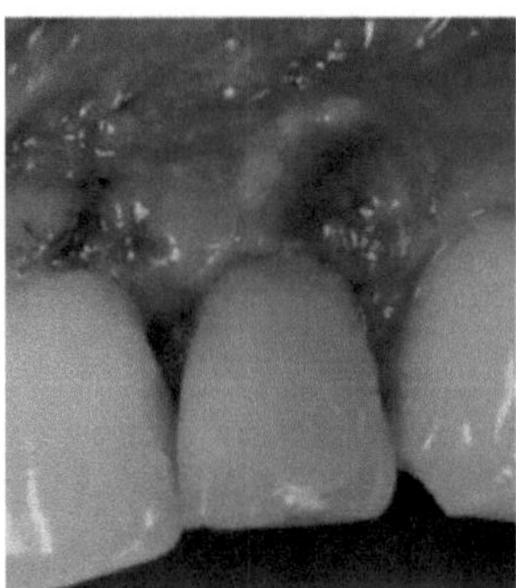

FIGURA 8-7 Cicatrização retardada após manuseamento excessivamente

traumático de tecidos

Os resultados esteticamente desapontantes são uma grande preocupação para o doente e também para o médico. Os próprios materiais de sutura e nós causam irritação e reacções de corpo estranho, pelo que alguns autores recomendam a utilização de um número mínimo de suturas para fixar o retalho. Ao escolher materiais microcirúrgicos (tamanho 7-0 ou 8-0), o número de suturas numa determinada área pode ser aumentado sem comprometer ainda mais o fornecimento de sangue. O manuseamento destes materiais requer, no entanto, um dispositivo de ampliação e instrumentos delicados para controlar a sua manipulação exacta. As suturas não devem atuar como ligaduras e devem exercer uma tensão mínima. Os retalhos de tecido devem ser elevados de forma a que, após reaproximação, repousem passivamente na posição pretendida. Puxar o tecido para a sua posição com a ajuda da sutura aumentará significativamente a tensão. É útil prevenir a secagem do tecido e, consequentemente, evitar o seu encolhimento. O nó deve fixar a sutura de forma a obter uma fixação passiva dos dois bordos da ferida. A Figura 8-8 demonstra uma adaptação altamente traumática das partes da ferida com tração excessiva. [3]

O tecido parece esmagado e sob tensão. Para além de as margens da ferida estarem rasgadas devido às forças de tração, os tecidos por baixo do nó são comprimidos e privados de fornecimento de sangue. A cicatrização da ferida será substancialmente atrasada, uma vez que os danos nos tecidos têm de ser reparados primeiro. Pode esperar uma melhor cicatrização quando os bordos da ferida são aproximados o mais possível. As áreas vizinhas antes da cirurgia devem voltar a juntar-se aquando do encerramento da ferida. Por este motivo, devem ser criados pontos de referência precisos durante a colocação da incisão. Quando uma papila tiver sido mobilizada e incluída no retalho, o seu reposicionamento está bem definido. Esta relação não existe quando se utiliza uma incisão submarginal, uma vez que esta é frequentemente realizada como uma incisão em linha reta. O reposicionamento correto é praticamente impossível e resulta numa formação excessiva de cicatrizes. Para um reposicionamento correto, a incisão horizontal segue preferencialmente o contorno marginal da gengiva, criando uma linha recortada (Figura 8-9).[3] Isto permitirá ao cirurgião reaproximar com precisão os bordos da ferida. Não existe uma regra quanto ao número de suturas necessárias para manter o tecido reaproximado em posição

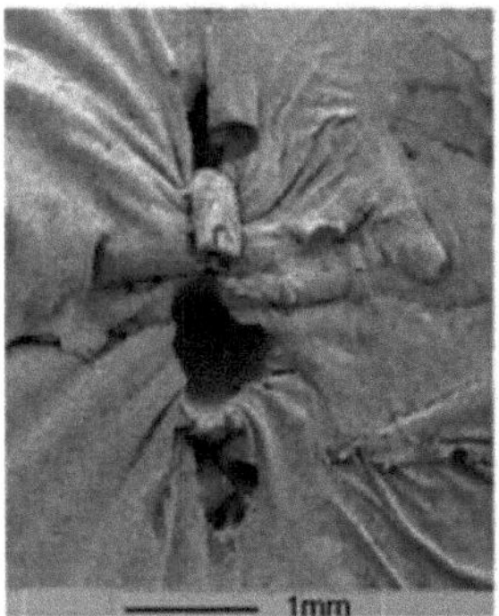

FIGURA 8-8 A micrografia eletrónica de varrimento revela uma tração excessiva depois de o nó ter sido atado. No ponto de inserção da agulha, o tecido está rasgado e, abaixo do nó, o tecido está altamente comprimido (ampliação de 30x).

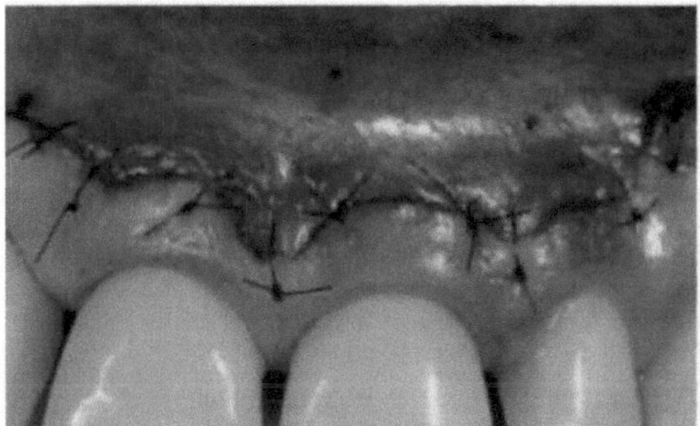

FIGURA 8-9 Fechamento da ferida após o retalho submarginal ter sido levantado. A linha de incisão segue o contorno da margem gengival, gerando assim pontos de referência utilizados durante a sutura.

Dependendo das forças funcionais geradas durante a mastigação ou a fala, certas áreas requerem mais do que outras. As margens da ferida que apresentam uma lacuna requerem uma fixação adicional com uma sutura. As técnicas de sutura normalmente utilizadas incluem suturas interrompidas, suturas de ancoragem, suturas contínuas e suturas de colchão verticais (Fig. 23).

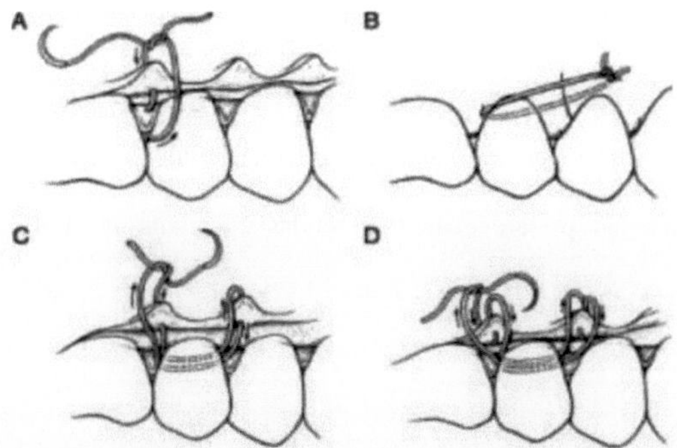

FIGURA 8-10 Exemplos de técnicas de sutura utilizadas. (A) Suturas interrompidas; (B) sutura de ancoragem; (C) sutura de sling; (D) sutura de colchão externo vertical.

Os retalhos de tecido mucoperiosteal de espessura total que envolvem a papila mobilizada são melhor fixados com suturas verticais em colchão. Estas podem ser colocadas interna ou externamente (Figura 8-11).[3]

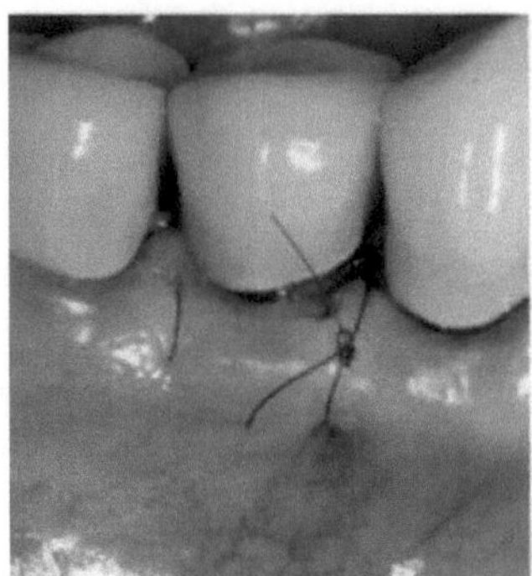

FIGURA 8-11 Fecho da ferida com sutura vertical em colchão. A papila mesial é fixada com sutura de colchoeiro interna e o espaço interproximal distal apresenta sutura de colchoeiro vertical interna.

A sutura vertical interna do colchão suporta a papila interdentária numa direção coronal e resulta numa menor perda de altura papilar.

Numa série de investigações sobre a cicatrização papilar após a mobilização completa da papila, foi encontrada uma perda acentuada de altura, mesmo quando foram utilizadas suturas verticais internas para colchão. Parece que a mobilização da papila deve ser evitada, quando a perda de tecido mole interproximal é esteticamente indesejável (área anterior superior, ou linha do lábio alto). Todas as outras incisões são preferencialmente retidas com suturas interrompidas e de diâmetro fino (Figura 8-12).

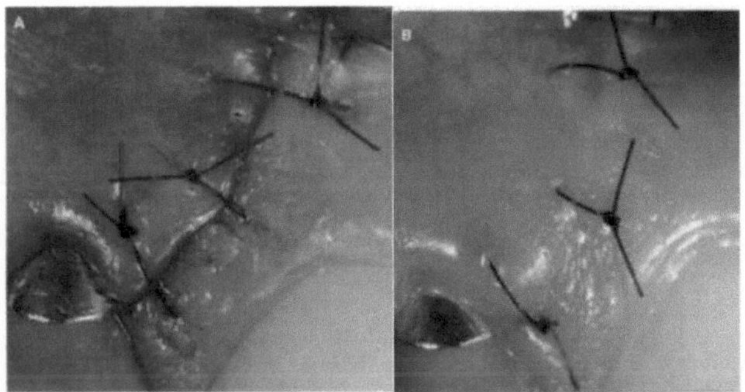

FIGURA 8-12 Suturas simples interrompidas. (A) Libertação do fecho da incisão vertical no pós-operatório, (B) cicatrização na remoção da sutura.

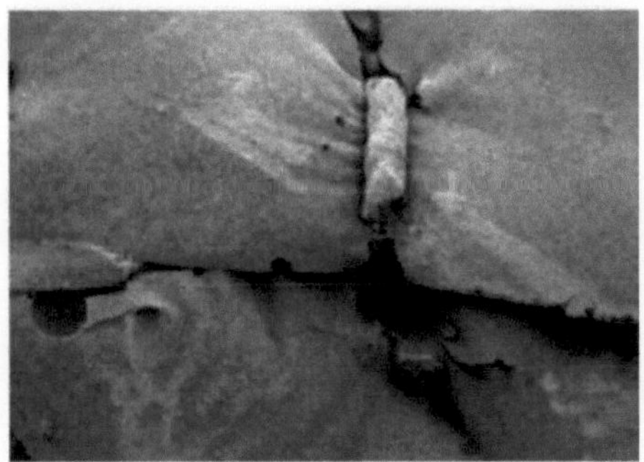

FIGURA 8-13 Imagem de microscopia eletrónica de varrimento de uma sutura simples interrompida.
Adaptação estreita dos bordos da ferida no lado esquerdo da imagem, adjacente a uma pequena *discrepância vertical no alinhamento à direita*

A tensão mínima durante a reaproximação e após a sutura é importante para evitar perturbação da circulação num retalho (Figura 8-13)

As suturas de funda, especialmente as suturas de ancoragem, são raramente indicadas, uma vez que não promovem uma boa adaptação das margens da ferida.[3]

REFERÊNCIAS

1) Lindeboom et al. Um estudo clínico comparativo, prospetivo e aleatório do MTA e do IRM como materiais de obturação da extremidade radicular em dentes de raiz única em cirurgia endodôntica. OOOOE 2005 Oct;100(4):495-500.

2) Velvart e Peters. Gestão dos tecidos moles. J Endod. 2005 Jan;31(1):4-16.

3) Gutmann. Cuidados com o paciente pós-cirúrgico. Endodontic Topics 2005Jul;11(1):196- 205.

MICROSURGIA

A microcirurgia é definida como um procedimento cirúrgico em estruturas excecionalmente pequenas e complexas com um microscópio operatório. Este instrumento permite ao cirurgião avaliar com maior exatidão as alterações patológicas e tratar as lesões patológicas com a maior precisão, minimizando assim os danos nos tecidos durante a cirurgia. A microcirurgia endodôntica combina a ampliação e a iluminação, proporcionadas pelo microscópio, com a utilização correcta de novos microinstrumentos.[1]

Tradicionalmente, a cirurgia endodôntica era considerada um procedimento de último recurso, repleto de conotações negativas devido à falta de experiência e compreensão dos méritos do procedimento. Os clínicos estavam dispostos a sacrificar uma prótese bem ajustada para evitar uma abordagem cirúrgica. A falta de compreensão da microcirurgia endodôntica, combinada com a abordagem agressiva das empresas de implantes dentários, resultou na extração de muitos dentes e na sua substituição por implantes, quando uma abordagem cirúrgica poderia facilmente, com >90% de sucesso, salvar o dente.[2]

PAPEL DA AMPLIAÇÃO NA CIRURGIA

Um risco preconcebido inerente à cirurgia endodôntica tradicional era o potencial dano a vasos ou feixes nervosos importantes (por exemplo, nervo mental). Devido às osteotomias excessivas e ao biselamento acentuado das superfícies radiculares, os resultados eram danos desnecessários ao osso cortical e relações coroa/raiz desfavoráveis dos dentes existentes. Estes potenciais problemas foram ultrapassados com a utilização de microscópios cirúrgicos e instrumentos microcirúrgicos e pontas ultra-sónicas aperfeiçoados. Os ápices radiculares podem agora ser mais facilmente localizados, são efectuadas osteotomias mais pequenas (preservando osso cortical importante) e apicoectomias mais superficiais (preservando a estrutura radicular e revelando canais adicionais e istmos entre canais). Estes ápices podem então ser devidamente preenchidos com materiais de extremidade radicular que são biocompatíveis e têm potencial osteogénico (por exemplo, agregado de trióxido mineral [MTA]). Independentemente da opinião de cada um sobre se as lesões periapicais radiográficas são granulomas, quistos, ou a diferenciação entre quistos verdadeiros (lúmen completamente fechado) e quistos de bolsa (abertos até ao ápice da raiz afetada), é consensual que uma certa percentagem destas lesões não cicatrizará com o tratamento convencional dos canais radiculares e o retratamento. Ao revisar artigos com opiniões variadas, Nair descobriu que, de um ponto de vista puramente patológico, aproximadamente 10% de todas as lesões periapicais necessitarão de cirurgia, além da terapia endodôntica convencional (Figura 9-1). Além disso, há muitos mais casos com erros de procedimento (por exemplo, transporte apical, ledging e instrumentos separados) e considerações anatómicas (por exemplo, ramificações apicais e istmos) que exigirão uma intervenção cirúrgica para resolver o problema.

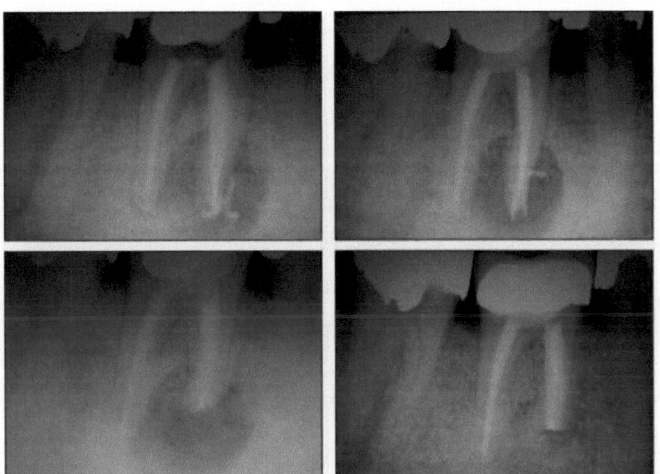

Figura 9-1 Molar mandibular com lesão cística apresenta resolução completa após cirurgia endodôntica

Quando um dente tem um tratamento de canal aceitável, é restaurado com um pilar e uma coroa bem ajustados e um retratamento endodôntico pode destruir a prótese, a intervenção cirúrgica pode ser considerada uma abordagem mais conservadora. Para além das vantagens já mencionadas da utilização de um microscópio para realizar a cirurgia endodôntica, a maior ampliação e iluminação permitem ao operador distinguir mais facilmente entre o corte de osso (aspeto mais branco) e o corte da ponta da raiz (mais amarelo), ajudam na remoção completa do material granulomatoso e permitem a documentação dos casos através da gravação ou da obtenção de fotografias digitais diretamente através do microscópio. Isto melhora consideravelmente a comunicação entre o endodontista e o dentista que o encaminha. Para além dos benefícios da ampliação e da iluminação, quando se examina o ápice ressecado de um dente, utiliza-se o corante azul de metileno para corar o ligamento periodontal, o que garante a ressecção completa da raiz, e para procurar fissuras, istmos e canais extra.[3] Só podemos tratar o que conseguimos ver".[4]

A Tabela 4 destaca algumas das principais diferenças entre as técnicas tradicionais e a microcirurgia endodôntica.[5]

Armamentário

A prática moderna da microcirurgia endodôntica requer instrumentos específicos (Figuras 9-2 e 9-3), como se segue:

• **Lâminas microcirúrgicas**: oferecem precisão e corte bidirecional, o que aumenta a eficiência e a facilidade de utilização. O cabo da lâmina microcirúrgica é redondo, permitindo uma aderência semelhante à de uma caneta

• **Elevador de tecidos**: deve ser pequeno e afiado. O elevador Buser é uma escolha apropriada que, em combinação com o Molt 9, facilita a elevação atraumática e a deslocação do periósteo

- **Retractor de tecido**: deve ser suficientemente largo para retrair, mas suficientemente pequeno para ser acomodado num retalho pequeno com um dente de largura. Os retractores com dentes oferecem alguma estabilidade ao retractor. **Micro-explorador**: ideal para sondar a placa cortical antes da cirurgia e sondar a extremidade da raiz Micro-curetas: para levantar o tecido mole da cavidade e retirar as pontas das raízes -**Micro-espelho**: para inspeção da osteotomia, retropreparação e obturação.

Estes podem ser pequenos espelhos reflectores de superfície frontal ou aço inoxidável.

Comparable factor	Traditional apicectomy	Modern apicectomy microsurgery
Imaging	Radiographic films	Cone beam computed tomography
Magnification	Loupes	High-power operating microscope
Flap choice	Semi-lunar or full thickness	Submarginal or papilla preservation
Access armamentarium	Standard size surgical bur	Speed increasing hand pieces and piezo-driven instruments
Size of osteotomy	Large	Small: >5 mm
Instruments	Large	Small micro-instruments
Bevel angle	Acute	Perpendicular to the root surface
Root-end filling material	Amalgam	Bioceramic cements
Suture	4-0 silk	5-0 monofilament

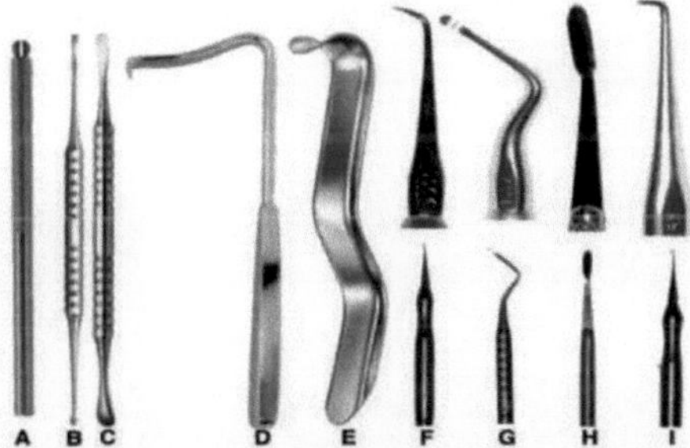

FIGURA 9-2 Componentes principais do tabuleiro microcirúrgico para endodontia

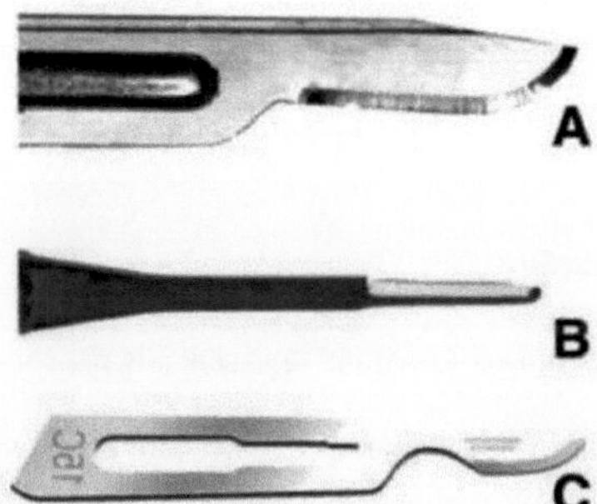

FIGURA 9-3 Comparação da forma e do tamanho das lâminas; a) uma lâmina de tamanho 15; b) uma lâmina microcirúrgica; e c) uma lâmina 15c

- **Micro-plugger**: para compactar o GP no ápice e compactar o preenchimento radicular. Os médicos podem também optar por instrumentos especializados para a sutura, como os porta-agulhas Castroviejo ou Barraquer e as tesouras Lachal. Embora não sejam estritamente necessários, estes instrumentos finos são inestimáveis quando se manipulam suturas 5-0 ou 6-0.[5]

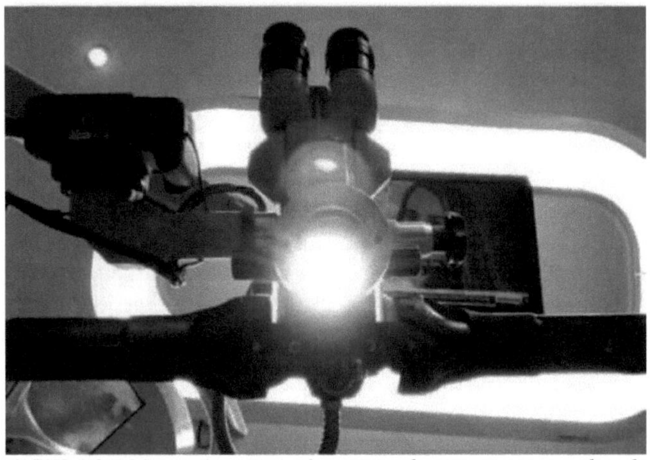

FIGURA 9-4 Microscópio operatório. A ampliação proporcionada pelo microscópio operatório tornou-se inestimável para a realização de endodontia cirúrgica de alta qualidade

Ampliação e iluminação

Os microscópios operatórios tornaram-se essenciais para visualizar a eficácia das etapas de desinfeção, desbridamento, colocação de membranas e andaimes, obturação do canal radicular e microcirurgia endodôntica, que são essenciais para o sucesso da microcirurgia endodôntica. Historicamente, as lupas têm sido a forma mais comum de ampliação, e ainda podem ser úteis para ajudar a visualizar os tecidos dentários, mas não podem fornecer as ampliações mais elevadas de que o médico necessita para uma microcirurgia endodôntica pormenorizada. Além disso, um microscópio permite que o clínico mantenha uma postura vertical. Ao utilizar um microscópio, são recomendadas diferentes gamas de ampliação, dependendo da fase do tratamento endodôntico cirúrgico. Uma outra vantagem da ampliação com lupa ou microscópio é a incorporação de iluminação LED. As luzes montadas na cabeça e incorporadas permitem uma excelente visualização do campo operatório (figuras 9-4, 9-5, 9-6). [5]

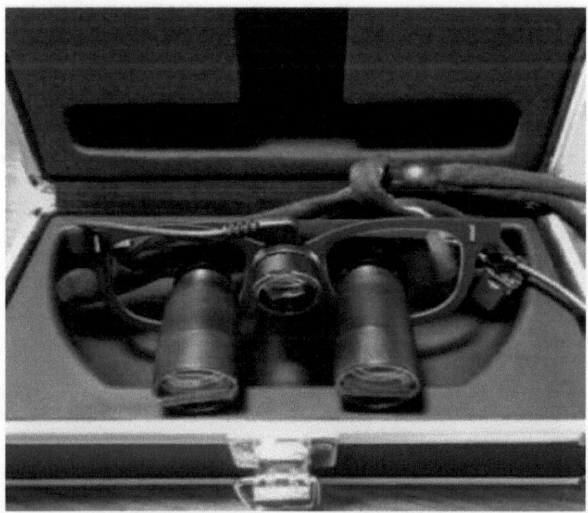

FIGURA 9-5. As lupas dentárias com uma luz LED podem ser úteis para cortar, suturar e quaisquer tarefas que não exijam a ampliação superior do microscópio operatório

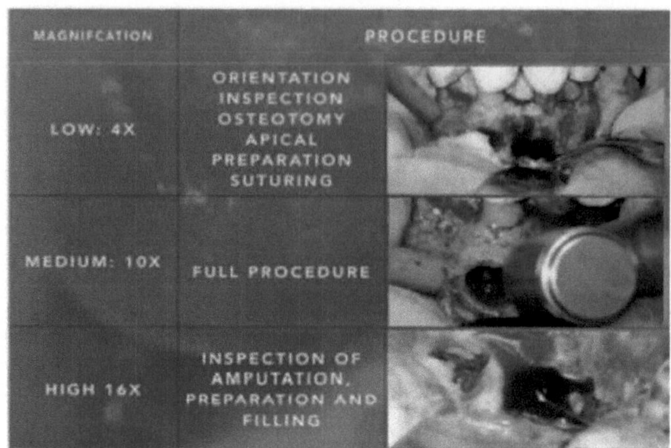

FIGURA 9-6 Podem ser utilizadas diferentes ampliações para diferentes fases do procedimento. Lembre-se de que, à medida que a ampliação aumenta, o campo de visão, a profundidade de campo e a iluminação diminuem. Como tal, as potências mais elevadas, dez vezes ou mais, devem ser reservadas apenas para visualização e inspeção

Um microscópio operatório equipado com uma câmara digital permite:

- Inspeção mais meticulosa do campo cirúrgico, facilitando a distinção entre osso e raiz, a exploração de fracturas e a precisão na remoção do tecido de granulação, a preparação apical e a obturação retrógrada
- Campo cirúrgico mais pequeno
- Melhoria da postura e da técnica durante a cirurgia
- A capacidade de captar imagens para registos de pacientes, ensino e investigação.[5]

Avanços recentes na microcirurgia endodôntica

Sistema de microcirurgia Toms-Three Dimensional On-Screen

Facilita a visualização tridimensional do campo (micro) cirúrgico num monitor de vídeo, sem necessidade de visualizar fisicamente através do microscópio.[6] Proporciona uma visão estereoscópica clara com uma perceção exacta da profundidade.

Sistema 3D de câmara única HDTV

Isto envolve uma televisão de alta definição ligada ao microscópio que permite uma visualização tridimensional e também documentação.[7]

Supermicrocirurgia

A tarefa altamente desafiadora da anastomose de vasos muito pequenos (<0,3 mm) é agora possível com a ajuda de equipamentos ópticos modernos.[8] Isto é conhecido como supermicrocirurgia. Tem sido utilizada na anastomose de retalhos perfurantes.

Microcirurgia laser transoral (TLM)

É um tipo recente de cirurgia minimamente invasiva para cancros orais, especialmente para o cancro da laringe. Utiliza o laser de CO_2 através de uma abordagem endoscópica. A TLM segue uma técnica de ressecção incisional sob orientação microscópica. A dissecção prossegue gradualmente, pouco a pouco, permitindo ao operador seguir com precisão a interface anatómica entre o tumor e o tecido normal. Facilita assim uma maior preservação da estrutura e da função do tecido normal.[9]

REFERÊNCIAS

1) Pecora GE, Pecora CN. Uma nova dimensão na endocirurgia: Micro endocirurgia. J Conserv Dent 2015Jan;18(1):7-14.

2) Rubinstein e Kim. Long-Term Follow-Up of Apical Microsurgery. 2002May;28(5):378-383.

3) Samuel, Kratchman. Microcirurgia endodôntica. Compêndio. 2007Jun;28(6):324-331.

4) Pecora GE, Pecora CN. Uma nova dimensão na endocirurgia: Micro endocirurgia. J Conserv Dent 2015Jan-Feb;18(1):7-14.

5) Jadun S, Monaghan L, Darcey J. Microcirurgia endodôntica. Parte dois: armamentário e técnica. Br Dent J. 2019Jul;227(2):101-111.

6) Franken RJ, Gupta SC, Banis JC Jr., Thomas SV, Derr JW, Klein SA, et al. Microcirurgia sem microscópio: Avaliação laboratorial de um sistema de microcirurgia tridimensional no ecrã. Microsurgery 1995;16:746-51.

7) Ryo M, Schigeaki K. Sistema 3D de câmara única HDTV e sua aplicação em microcirurgia. Ecrãs estereoscópicos e sistemas de realidade virtual. Proc SPIE 2001;2177:31-34.

8) Koshima I, Nanba Y, Tsutsui T, Takahashi Y Retalhos perfurantes da plantar medial com super microcirurgia. Clin Plast Surg 2003;30:447-455.

9) Pearson BW, Salassa JR Transoral laser micro resection for cancer of the larynx involving the anterior commissure. Laryngoscope 2003Jul;113(7):1104- 1112.

CUIDADOS PÓS-OPERATÓRIOS

A gestão pós-cirúrgica do doente é tão importante como o planeamento do tratamento para a cirurgia e a gestão cirúrgica do doente. Os pacientes que não recebem instruções pós-cirúrgicas adequadas e actuais ou que ignoram essas instruções estão predispostos a sequelas desagradáveis, incluindo dor, inchaço e possível infeção, para além da potencial alteração da cicatrização dos tecidos moles orais e das estruturas ósseas de suporte. É responsabilidade profissional do cirurgião endodôntico garantir que sejam fornecidas instruções verbais e escritas aos pacientes que definam claramente as actividades durante o processo crítico e precoce de cicatrização. Além disso, é imperativo que o cirurgião endodôntico tenha uma compreensão completa e uma lógica para as instruções que estão a ser dadas ao paciente.[1]

Gestão de doentes pós-cirúrgicos

A gestão pós-cirúrgica do doente é tão importante como a gestão cirúrgica do doente. Os pacientes que não recebem instruções pós-cirúrgicas adequadas ou que ignoram essas instruções estão predispostos a sequelas desagradáveis. É da responsabilidade do cirurgião endodôntico garantir que as instruções verbais e escritas definam claramente as actividades do doente durante o período crítico e inicial da cicatrização dos tecidos.

Gestão da hemorragia e do inchaço pós-cirúrgicos

Durante várias horas após a cirurgia, ocorrerá uma fuga ou exsudação dos vasos sanguíneos rasgados. No entanto, um pouco de saliva misturada com sangue pode ser entendido pelo doente como uma grande quantidade de sangue e um sinal de hemorragia. O doente prevenido não cometerá esse erro. O ligeiro inchaço dos tecidos orais e faciais pode também resultar desta fuga de sangue para os tecidos circundantes e da consequente resposta inflamatória. Estas são sequelas inconsequentes e normais que não requerem tratamento adicional e não devem alarmar o cirurgião endodôntico ou o paciente. A compressão do tecido reposicionado cirurgicamente antes e depois da sutura diminui muito o sangramento e o inchaço pós-operatórios. Como terapia de suporte adicional, o paciente é instruído a aplicar uma bolsa de gelo com pressão firme na área facial sobre o local da cirurgia. A pressão e a redução da temperatura dos tecidos abrandam o fluxo de sangue, contrariam o fenómeno de ressalto hemorrágico, promovem a coagulação em vários microvasos e, em última análise, diminuem a hemorragia e o inchaço pós-cirúrgicos. A aplicação de frio é também um analgésico eficaz, reduzindo a sensibilidade das terminações nervosas periféricas. O saco de gelo é aplicado durante cerca de 20 minutos e depois retirado durante 20 minutos. Este regime é repetido durante 6-8 horas após o procedimento cirúrgico e deve ser iniciado no consultório do cirurgião antes da alta. A aplicação contínua de frio, em vez da aplicação intermitente, é contraproducente e desencadeia um mecanismo fisiológico que protege os tecidos superficiais do congelamento, resultando num aumento do fluxo sanguíneo no local da cirurgia. Após 8 horas, a aplicação intermitente de gelo é interrompida porque a redução do fluxo sanguíneo já não é desejável e pode impedir a cicatrização dos tecidos ao interferir com a resposta inflamatória. Qualquer mecanismo que interfira com a resposta inflamatória (como a terapêutica com corticosteróides) atrasará significativamente a resposta de cicatrização. Com o manejo adequado dos tecidos moles e ósseos durante a intervenção endodôntica cirúrgica, o sangramento raramente representa um problema em pacientes saudáveis. Os vasos cortados retraem-se e contraem-se, reduzindo o diâmetro do lúmen através do qual o sangue pode sair. As plaquetas se acumulam na extremidade cortada do vaso, formando um tampão plaquetário, em torno do qual ocorre a coagulação com a formação de uma matriz densa de fios de fibrina. A oclusão final do vaso ocorre quando os filamentos de fibrina se contraem, tornam-se firmes e vedam o vaso contra novas fugas de sangue. A aplicação de pressão que resulta na compressão dos tecidos ajuda à oclusão dos vasos nos tecidos moles, tal como a redução do fluxo sanguíneo através da aplicação de frio. Os vasos cortados em tecidos ósseos, contudo, não são afectados pela aplicação de pressão. Felizmente, a ferida excisional no osso é criada com um instrumento rotativo ou, se existir uma lesão perirradicular, o defeito ósseo é curetado para remover o tecido mole. Ambas as forças mecânicas tendem a queimar os vasos cortados contra o osso, reduzindo o diâmetro do lúmen e ajudando na oclusão final do vaso. Antes de reposicionar o tecido refletido, uma verificação final do defeito ósseo deve revelar um fluxo lento de sangue a partir das superfícies internas. Se for observado um fluxo livre de sangue de um determinado local, este deve ser pinçado ou esmagado com uma pinça hemostática para mosquitos até que o fluxo se reduza a uma exsudação lenta. A curetagem intencional das superfícies ósseas internas apenas para promover o fluxo sanguíneo antes do encerramento da ferida não tem qualquer base científica e, por conseguinte, é contra-indicada. Uma pequena hemorragia de uma área localizada durante as primeiras 12-18 horas após a cirurgia pode normalmente ser controlada com uma pressão firme dos dedos sobre uma gaze ou flanela humedecida colocada sobre o local da hemorragia durante 10-15 minutos. Se não tiver êxito, pode aplicar a mesma pressão utilizando uma saqueta de chá ou uma gaze embebida em chá. O ácido tânico, contido no chá, é um agente hemostático eficaz. Uma causa comum de hemorragia ligeira durante as primeiras horas do pós-operatório é o extravasamento de coágulos intravasculares parcialmente formados em vasos sanguíneos cortados, causado pelo aumento da pressão hemostática à medida que o fluxo sanguíneo regressa ao normal e depois excede o fluxo normal durante o fenómeno de ressalto. A pressão firme resultará na formação de novos coágulos sanguíneos. Se estas directivas não conseguirem controlar a hemorragia, o doente deve regressar ao consultório dentário onde o cirurgião pode aplicar compressão dos tecidos após a injeção de um cartucho de anestésico local com epinefrina/adrenalina 1:50000 (se disponível) ou 1:80000. A menos que exista um distúrbio hemorrágico não diagnosticado, isto resolverá o problema. Quando o sangue extravasa para os tecidos circundantes a partir dos vasos danificados durante a cirurgia, pode ocorrer uma descoloração externa da face. Isto é designado por equimose. O potencial de equimose e descoloração facial pode durar até 2 semanas. Trata-se apenas de um problema estético, que não requer tratamento especial e que se observa habitualmente em doentes idosos ou de compleição clara. Recomenda-se a aplicação de calor húmido nos tecidos faciais sobre o local da cirurgia, mas não deve começar antes das 18-24 horas (primeiro e segundo dias pós-cirúrgicos). Quando ocorre equimose, a aplicação de calor húmido pode ser benéfica até 1 semana ou mais após a cirurgia, uma vez que promove a troca de fluidos e acelera a reabsorção dos agentes descolorantes dos tecidos. A melhor forma de aplicar calor húmido é molhar uma pequena toalha de algodão com água quente da torneira e mantê-la encostada aos tecidos faciais durante 30 minutos ou com a frequência que o horário diário permitir. A toalha deve ser reabastecida com água quente da torneira a cada 10-15 minutos. A toalha quente também pode ser embrulhada num saco de plástico e colocada sobre o rosto e mantida no lugar com uma almofada de aquecimento eléctrica. Isto irá proporcionar um nível consistente de calor durante o período de aplicação. No entanto, a aplicação de calor húmido durante as primeiras 18-24 horas após a cirurgia resultará num aumento da hemorragia e do inchaço.[1]

Prevenção e tratamento da dor pós-cirúrgica

A dor após a cirurgia perirradicular é geralmente mínima. A dor, se existir, é de curta duração e atinge a sua intensidade máxima no dia da cirurgia. Uma redução significativa da dor ocorre normalmente no primeiro dia de pós-operatório, seguida de uma diminuição constante e progressiva do desconforto em cada dia seguinte. Poucos doentes sentem dores que não possam ser controladas com analgésicos ligeiros. Como é mais fácil prevenir a dor do que eliminá-la, a terapia analgésica deve ser iniciada antes da cirurgia. Recomenda-se o uso de analgésicos não opiáceos (não narcóticos) com a dosagem inicial programada de modo a que o analgésico selecionado se aproxime dos níveis sanguíneos máximos antes do fim da anestesia local. Por exemplo, 500-600 mg de acetaminofeno ou 800 mg de ibuprofeno são administrados por via oral imediatamente antes da injeção de lidocaína com vasoconstritor para cirurgia perirradicular. Estudos recentes apoiam a utilização de acetaminofeno (1000 mg) e ibuprofeno (600 mg) em combinação para eliminar ou minimizar a dor. A duração da anestesia local induzida pela lidocaína com epinefrina/adrenalina 1:50000 é de aproximadamente 1,5-2 h, pelo que as doses de analgésicos orais devem ser repetidas a cada 4 h durante o dia da cirurgia e a cada 4-6 h no primeiro e segundo dias pós-cirúrgicos.

Outro método de controlo da dor pós-cirúrgica é a utilização de anestésicos locais de ação prolongada, como a bupivacaína ou a etidocaína, que proporcionam 6-8 horas de anestesia local. Estes podem ser injectados imediatamente após a cirurgia ou utilizados para anestesia de bloqueio nervoso durante a cirurgia, mas não proporcionam hemostase adequada para procedimentos endodônticos cirúrgicos porque contêm uma baixa concentração de epinefrina/adrenalina (1 : 200 000). O retorno da sensação é muito mais gradual do que com agentes de ação mais curta, o início do desconforto é menos dramático e, por conseguinte, produz-se menos ansiedade, uma vez que as sensações se desenvolvem muito gradualmente.

Os analgésicos ligeiros devem ser prescritos como parte do regime pós-cirúrgico e não ser uma questão de escolha do doente. Para obter a máxima eficácia analgésica, o médico deve manifestar confiança no medicamento. A confiança que o doente tem no médico será então transmitida ao analgésico. Observa-se um efeito semelhante se um doente tiver desenvolvido confiança na propriedade analgésica de um medicamento específico que alivia eficazmente as dores de cabeça, as dores musculares e outras perturbações menores. O médico sensato tira partido dessa confiança estabelecida. Até 80% da eficácia de qualquer medicamento analgésico pode ser atribuída ao seu efeito placebo. Por conseguinte, a terapêutica analgésica pós-cirúrgica deve ser adaptada a cada doente.

Os doentes raramente necessitam de terapêutica analgésica com narcóticos após a cirurgia perirradicular. Alguns médicos preferem dar aos doentes uma receita para um narcótico com instruções para que a receita seja utilizada apenas se o medicamento não narcótico prescrito for ineficaz. Deve ter-se em consideração a possibilidade de este ato aparentemente inócuo poder minar a confiança do doente:

(1) o medicamento não estupefaciente prescrito; e

(2) o conhecimento que o cirurgião tem do grau de dor pós-cirúrgica que irá sentir.

Infelizmente, alguns doentes exigem imediatamente a terapia com narcóticos, mas tal deve ser fortemente desencorajado pelo cirurgião, uma vez que os analgésicos narcóticos não são o medicamento de eleição. Requa-Clark & Holroyd e outros referem que determinados agentes anti-inflamatórios não esteróides são significativamente melhores do que os narcóticos (codeína), a aspirina e o acetaminofeno no tratamento da dor pós-cirúrgica dentária. A evidência clínica apoia fortemente esta posição e indica que o ibuprofeno (em doses de 400-600 mg) deve ser recomendado como o analgésico de eleição após a cirurgia endodôntica. Dionne e colaboradores e Lokken et al. forneceram provas convincentes de que o início da terapêutica pré-cirúrgica com ibuprofeno atrasa o início e suprime a intensidade da dor pós-cirúrgica em maior grau do que a terapêutica analgésica oral tradicional com a administração pós-cirúrgica de outros analgésicos não narcóticos ou narcóticos.[1]

Infeção pós-cirúrgica e considerações sobre antibióticos

As infecções pós-cirúrgicas após procedimentos endodônticos cirúrgicos são muito raras. Por esta razão, a administração de antibióticos é raramente necessária e não pode ser justificada como parte do regime pós-cirúrgico de rotina. Os tecidos mucoperiosteais orais são altamente resistentes à invasão de microrganismos orais. No entanto, a infeção pode ainda resultar de microrganismos não orais, como resultado de técnicas cirúrgicas assépticas inadequadas, ou da penetração bacteriana no local da cirurgia, devido a uma má reaproximação e estabilização dos tecidos elevados e reflectidos, o que pode resultar num influxo contínuo de microrganismos orais que ultrapassam os mecanismos de defesa dos tecidos. Estas causas estão sob o controlo direto do cirurgião endodôntico e devem ser tomadas medidas preventivas apropriadas para assegurar métodos adequados de controlo da infeção e uma manipulação correcta dos tecidos moles. A maioria das infecções pós-cirúrgicas, no entanto, é causada pela flora oral normal.

Caso se desenvolva uma infeção, os sinais e sintomas de infeção estão normalmente presentes 36-48 horas após o procedimento e incluem inchaço e dor aumentados e progressivos, que podem ou não estar associados a supuração, febre e linfadenopatia. A terapêutica antibiótica é iniciada de imediato e o doente é monitorizado para garantir que o antibiótico selecionado é eficaz. Há uma tendência para utilizar medicamentos resistentes à penicilinase, medicamentos de espetro alargado, como a ampicilina e a amoxicilina, cefalosporinas, azitromicina, claritromicina ou clindamicina, ou uma combinação dos anteriores. No entanto, não existe evidência científica disponível que apoie a escolha destes fármacos para a terapêutica antibiótica após a intervenção endodôntica cirúrgica. O fármaco de eleição, no entanto, continua a ser a penicilina VK. Se as culturas laboratoriais do local infetado indicarem uma mudança de antibiótico, ou se os sinais e sintomas clínicos não responderem à penicilina VK, deve ser considerado outro medicamento anti-infecioso, como a penicilina VK com metronidazol, a amoxicilina com ácido clavulânico ou a clindamicina. Uma vez que esta informação não está disponível na altura da administração inicial de antibióticos, a penicilina VK é a escolha para a terapêutica inicial. Nos doentes alérgicos à penicilina, o principal agente alternativo é uma cefalosporina ou a clindamicina.

Não existem provas disponíveis de ensaios clínicos prospectivos e aleatórios relativamente à incidência de infeção após cirurgia perirradicular. A experiência clínica indica que é extremamente baixa e envolve áreas muito localizadas, tais como locais de sutura, gengivas marginais, gengivas interdentais ou locais de incisão aberta, e raramente requer terapia antibiótica sistémica, uma vez que as defesas normais do corpo podem controlar o processo. A título de comparação, a incidência de infecções pós-cirúrgicas registadas após cirurgia periodontal também é bastante baixa. A antibioterapia profiláctica para cirurgia (não para complicações sistémicas) continua a ser uma questão controversa, tanto na medicina como na medicina dentária, apesar da evidência esmagadora de que não diminui a incidência de infeção pós-cirúrgica e pode, na verdade, contribuir para um grande risco de infeção.[1]

Terapia de apoio pós-cirúrgica

A terapia de suporte inclui uma dieta adequada e ingestão de líquidos, higiene oral e restrição de atividade. Embora a terapia de suporte seja mais complicada para o doente clinicamente comprometido, o doente não comprometido também necessita de instruções específicas relativamente à terapia de suporte nos primeiros 3-5 dias pós-cirúrgicos.

Alimentação e ingestão de líquidos

A gestão da dieta e a ingestão de líquidos são extremamente importantes e não devem ser ignoradas ou confiadas aos caprichos da fome ou da sede do doente. Uma dieta rica em proteínas e hidratos de carbono, associada a uma ingestão abundante de líquidos, é essencial após a cirurgia perirradicular. O cirurgião endodôntico deve detalhar e explicar ao paciente um regime alimentar e de ingestão de líquidos específico para o paciente. Recomenda-se a ingestão de sopas, sumos de fruta e qualquer variedade de alimentos moles, juntamente com a utilização de suplementos alimentares líquidos disponíveis. Estes suplementos estão facilmente disponíveis e abrangem uma vasta gama de marcas a nível mundial. Normalmente, dois a três suplementos, para além da sua dieta pós-cirúrgica prescrita, asseguram uma ingestão nutricional adequada.

Higiene oral

Uma vez que a higiene oral apresenta normalmente um problema durante o período pós-cirúrgico precoce, durante a fase de planeamento do tratamento da endodontia cirúrgica, é essencial uma intervenção proactiva. Isto pode incluir uma avaliação periodontal completa, destartarização e preparação dos tecidos, se necessário, e a utilização de enxaguamentos pré-cirúrgicos com clorexidina (CHX). De facto, foi relatado que o enxaguamento pré-cirúrgico com CHX reduziu significativamente as sequelas pós-cirúrgicas adversas após a remoção dos terceiros molares. Mesmo com medidas preventivas pré-cirúrgicas, os doentes referem frequentemente como principal queixa após a cirurgia o gosto desagradável causado pela falta de higiene oral. Por conseguinte, devem ser dadas instruções específicas como se segue:

*Os dentes não devem ser escovados durante o resto do dia da cirurgia devido à possibilidade de deslocação do retalho.

*Pode utilizar um cotonete humedecido com um antissético bucal, peróxido de hidrogénio a 3% ou CHX a 0,12% para remover os restos de comida e reduzir o sabor desagradável.

*No dia seguinte à cirurgia, a escovagem no local da cirurgia é limitada às superfícies oclusais ou incisais dos dentes, com escovagem cuidadosa de todos os outros dentes.

O gluconato de CHX é um agente antibacteriano e micostático altamente eficaz no meio oral. Apesar de estar disponível há muito tempo na Europa e no Canadá em várias concentrações, a utilização desta entidade terapêutica só foi aprovada em 1988 pelo Council on Dental Therapeutics da American Dental Association como um elixir bucal comercializado como Peridex (Zila Pharmaceuticals, Phoenix, AZ, EUA) que contém 0,12% de gluconato de CHX. O elixir bucal com CHX proporciona uma excelente terapia de apoio pós-cirúrgica ao diminuir a população da flora oral e inibir a formação de placa bacteriana.

O enxaguamento oral constitui um método simples mas eficaz de aplicação da CHX para reduzir ou eliminar a formação de placa bacteriana. Aproximadamente 30% da CHX pode ser retida no ambiente oral após o enxaguamento durante 1 minuto (48) e, uma vez ligada, a CHX é libertada durante um período de 8-12 horas, com concentrações fracas detectáveis na saliva durante 24 horas, proporcionando um efeito bactericida prolongado.

Como já foi referido, os bochechos com CHX antes e depois da cirurgia perirradicular desempenham um papel importante como adjuvantes na promoção de uma cicatrização rápida. Idealmente, o doente deve iniciar o enxaguamento com CHX no dia anterior à cirurgia e continuar durante 1-2 dias após a cirurgia. A utilização a longo prazo pode resultar no desenvolvimento de espécies bacterianas resistentes na cavidade oral. Da mesma forma, a utilização de enxaguamentos fortes ou vigorosos não é indicada, uma vez que pode resultar numa bacteriemia. Por conseguinte, a American Heart Association recomenda que os enxaguamentos pré-cirúrgicos sejam de natureza suave. Um regime de lavagem durante 1 minuto com uma ou duas colheres de sopa de solução de CHX a 0,12-0,20%, duas vezes por dia (de manhã e à noite, incluindo no dia da cirurgia), produz os resultados desejados. A lavagem na noite do dia da cirurgia também é importante e deve ser efectuada cuidadosamente, mas com cuidado. A redução do número de microrganismos e a inibição da formação de placa durante o período pós-cirúrgico inicial produz um ambiente marcadamente melhor para a miríade de mecanismos de cicatrização que se seguem à cirurgia. As propriedades antiplaca da CHX podem ser importantes se tiverem sido colocadas suturas de seda, uma vez que ocorre a penetração de bactérias nos multifilamentos do material de sutura. No entanto, a utilização antes da remoção da sutura não reduziu significativamente a incidência de bacteriémia quando comparada com a ausência de enxaguamento.

As vantagens da lavagem com CHX superam largamente alguns dos incómodos que estão ocasionalmente associados a esta terapia de apoio. A CHX tem um sabor amargo e as tentativas de o mascarar com agentes aromatizantes só foram parcialmente bem sucedidas. Num estudo de Delilbasi et al., quando a CHX foi utilizada pré-cirurgicamente para prevenir a osteíte alveolar pós-cirúrgica, 66% dos pacientes indicaram que estavam satisfeitos com a solução de CHX. Alguns doentes referem uma diminuição da sensação gustativa durante várias horas após o enxaguamento. Existe também o potencial para um incómodo cosmético que requer remoção profissional (profilaxia), com a formação de uma mancha castanha-amarelada nas áreas cervicais de alguns dentes, em restaurações de compósito e em defeitos de fossas e fissuras. A língua também pode ficar manchada, mas a descamação epitelial normal torna-a temporária. O mecanismo exato de coloração não é conhecido, mas pode estar associado à precipitação de sulfureto de ferro, sendo o enxofre resultante das proteínas desnaturadas pela CHX e o ferro proveniente da dieta. O chá, o café, o vinho e o tabaco podem aumentar o potencial de coloração. Uma comparação clínica de bochechos com CHX a 0,1% e a 0,2% após procedimentos cirúrgicos orais não mostrou diferenças significativas nos efeitos secundários, mas uma aceitação muito maior por parte dos doentes do bochechos a 0,1% devido a um menor comprometimento da sensação gustativa.[1]

Restrições importantes para os doentes

A restrição da atividade envolve simplesmente bom senso e pequenas alterações nos níveis de atividade diária para doentes saudáveis. Qualquer atividade que aumente significativamente a pressão arterial, como o jogging ou qualquer forma de exercício extenuante, deve ser evitada durante 1-2 dias após a cirurgia. Isto destina-se a evitar a deslocação de coágulos intravasculares nos vasos sanguíneos cortados devido ao aumento da pressão hidrostática. Um regresso lento e progressivo ao nível de exercício extenuante de rotina do doente pode começar no terceiro dia após a cirurgia e regressar ao normal no prazo de uma semana.

É necessário restringir a atividade durante as 6-8 horas que se seguem à cirurgia endodôntica, altura em que é necessário repouso e a aplicação intermitente de compressas de gelo. Os doentes podem normalmente regressar ao trabalho no dia seguinte à cirurgia, mas os que exercem actividades extenuantes devem limitar a sua atividade durante 2 dias. Os doentes medicamente comprometidos e os doentes geriátricos podem necessitar de períodos mais longos de restrição de atividade.

Prevenção e avaliação das sequelas pós-cirúrgicas

Como se viu na discussão anterior, a hemorragia, o inchaço, a dor e a infeção são potenciais sequelas pós-cirúrgicas indesejáveis após a cirurgia. Estes problemas devem ser discutidos com o doente na consulta de planeamento do tratamento pré-cirúrgico e reforçados antes da alta da consulta de cirurgia. Embora as suas ocorrências sejam mínimas, as sequelas anormais devem ser comunicadas imediatamente ao cirurgião. Curiosamente, este aspeto da endodontia cirúrgica tinha recebido pouca atenção e avaliação até recentemente. Anteriormente, a maioria dos dados sobre as sequelas pós-cirúrgicas foram recolhidos da literatura de cirurgia oral e periodontal. [1]Não existem evidências comparativas sobre as sequelas pós-cirúrgicas quando a cirurgia é realizada apenas para o tratamento de tecidos periodontais doentes ou alterados, em comparação com a cirurgia limitada exclusivamente à intervenção cirúrgica endodôntica. Curtis et al. concluíram que a cirurgia periodontal resultou em complicações pós-cirúrgicas mínimas ou inexistentes (hemorragia, infeção, inchaço, necrose tecidular, dor moderada a grave) em 94,5% de 304 procedimentos cirúrgicos periodontais consecutivos, enquanto 5,5% tiveram complicações pós-operatórias moderadas a graves e menos de 5% faltaram ao trabalho ou à escola. Mais recentemente, Powell et al. efectuaram uma análise retrospetiva de 395 pacientes que incluiu 1035 procedimentos cirúrgicos periodontais totalmente documentados. Foram registadas 22 infecções para uma prevalência global de 2,09%. Os pacientes que receberam antibióticos como parte do protocolo cirúrgico (pré e pós-cirúrgico) desenvolveram oito infecções em 281 procedimentos (2,85%), em comparação com 14 infecções em 772 procedimentos (1,81%) em que não foram utilizados antibióticos. Os procedimentos em que a CHX foi utilizada durante os cuidados pós-cirúrgicos tiveram uma taxa de infeção mais baixa (17 infecções em 900 procedimentos ou 1,89%) em comparação com os procedimentos após os quais a CHX não foi utilizada como parte dos cuidados pós-cirúrgicos (cinco infecções em 153 procedimentos ou 3,27%). Estes resultados confirmaram globalmente uma baixa incidência de infeção pós-cirúrgica após procedimentos cirúrgicos periodontais.

Após a endodontia cirúrgica, Rud & Rud verificaram que, em 200 casos de ressecção de extremidades radiculares de primeiros molares superiores com perfurações sinusais, apenas dois casos desenvolveram sinusite, sendo que a administração de antibiótico foi indicada em 3% dos casos antes da cirurgia, devido a sintomas agudos, e em 5% no pós-cirúrgico. Os sintomas pós-cirúrgicos incluíram dor e inchaço, que foram moderados. No entanto, Kvist & Kvist, num ensaio clínico controlado e aleatório que comparou o retratamento não cirúrgico do canal radicular com o retratamento cirúrgico, verificaram que um número significativamente maior de pacientes relatou desconforto após o retratamento cirúrgico do que após procedimentos não cirúrgicos. As pontuações elevadas de dor foram mais frequentes no dia da cirurgia, enquanto o inchaço atingiu o seu máximo no primeiro dia pós-cirúrgico, seguido de uma diminuição progressiva da frequência e magnitude. O consumo de analgésicos foi significativamente mais frequente após a intervenção cirúrgica. Além disso, os doentes referiram faltar ao trabalho principalmente devido ao inchaço e à descoloração da pele.

Tsesis et al. indicaram, numa população de 92 pacientes endodônticos cirúrgicos, que 76,4% dos pacientes relataram ausência de dor no 1º dia pós-cirúrgico, com menos de 4% com dor moderada e 64,7% sem inchaço. No entanto, os pacientes foram pré-medicados com uma dose única de dexametasona oral (8 mg) e duas doses únicas de 4 mg a 1 e 2 dias do pós-operatório. Os pacientes com dor pré-cirúrgica eram, no entanto, mais propensos a ter dor pós-cirúrgica. Num estudo subsequente, Tsesis et al. realizaram endodontia cirúrgica numa população de 66 pacientes, dividindo-os em grupos iguais e utilizando duas abordagens técnicas diferentes para o tratamento dos dentes. O Grupo 1 foi tratado com técnicas tradicionais sem microscópio cirúrgico e o Grupo 2 foi tratado com microscópio cirúrgico e osteotomia mínima. Todos os pacientes receberam um questionário com 15 perguntas para avaliar a sua qualidade de vida durante 7 dias após a cirurgia. No dia 5, os pacientes do Grupo 1 relataram significativamente mais dor e tomaram significativamente mais analgésicos (Po0,05). Nos dias 1 e 2, os doentes do Grupo 2 referiram uma dificuldade significativamente maior em abrir a boca Cuidados pós-cirúrgicos com o doente, mastigação e capacidade de falar (Po0,05). Os pacientes de ambos os grupos relataram uma alta incidência de sintomas. A técnica que utiliza o microscópio cirúrgico proporcionou uma dor pós-operatória significativamente menor, mas mais dificuldades na abertura da boca, na mastigação e na capacidade de falar no pós-operatório imediato. Embora tenham sido feitas tentativas para correlacionar os melhores resultados radiográficos pós-cirúrgicos com o uso de técnicas cirúrgicas contemporâneas, incluindo o uso do microscópio, as correlações no uso da tecnologia mais recente e a redução das sequelas pós-cirúrgicas não podem ser feitas com base nos dados limitados disponíveis para o cirurgião endodôntico.[1]

REFERÊNCIAS

1) Gutmann. Cuidados com o paciente pós-cirúrgico. Endodontic Topics 2005Jul;11(1):196- 205.

CONCLUSÃO

A cirurgia endodôntica evoluiu para a microcirurgia endodôntica. Ao utilizar equipamentos, instrumentos e materiais aperfeiçoados que correspondem a conceitos biológicos, acredita-se que as abordagens microcirúrgicas produzem resultados previsíveis na cicatrização de lesões de origem endodôntica. A visão clássica de que a cirurgia endodôntica é um último recurso é baseada na experiência passada com instrumentos cirúrgicos inadequados, visão inadequada, complicações pós-operatórias frequentes e falhas que muitas vezes resultaram na extração do dente. Como consequência, a abordagem cirúrgica da terapia endodôntica, ou endodontia cirúrgica, foi ensinada com pouco entusiasmo nas escolas de odontologia e foi praticada por muito poucos em consultórios particulares. Em termos simples, a cirurgia endodôntica não era considerada importante no domínio do endodontista. Felizmente, esta situação mudou quando o microscópio, os microinstrumentos, as pontas ultra-sónicas e os materiais de obturação da extremidade radicular mais aceitáveis do ponto de vista biológico foram introduzidos na última década. O desenvolvimento simultâneo de melhores técnicas resultou numa maior compreensão da anatomia apical, num maior sucesso do tratamento e numa resposta mais favorável do paciente.[1]

REFERÊNCIAS

1) Mustafa M. Perspetiva histórica da endodontia cirúrgica. Adv Dent & Oral Health. 2016Dec; 3(5).

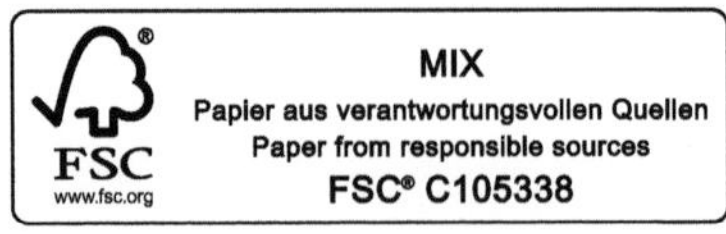

Printed by Books on Demand GmbH, Norderstedt / Germany